FACES DO SEXUAL

RAFAEL KALAF COSSI

ORGANIZADOR

CHRISTIAN DUNKER
VLADIMIR SAFATLE
PATRICIA PORCHAT
PATRICIA GHEROVICI
PEDRO AMBRA
CARLA RODRIGUES
SUELY AIRES
BEATRIZ SANTOS

FACES DO SEXUAL

FRONTEIRAS ENTRE GÊNERO E INCONSCIENTE

Copyright © 2019 Aller Editora

Editores:	Fernanda Zacharewicz
	Gisela Armando
	Omar Souza
Conselho editorial:	Beatriz Santos (Université Paris Diderot — Paris 7)
	Daniel Omar Perez (Universidade Estadual de Campinas)
	Lia Carneiro Silveira (Universidade Estadual do Ceará)
	Luis Izcovich (École de Psychanalyse des Forums du Champ Lacanien)
	Maria Lívia Tourinho Moretto (Universidade de São Paulo)
Revisão	Fernanda Zacharewicz e Omar Souza
Capa	Rafael Brum
Diagramação	Sonia Peticov

Primeira edição: julho de 2019

Dados Internacionais de Catalogação na Publicação (CIP)

Ficha catalográfica elaborada por Angélica Ilacqua CRB-8/7057

F138

    Faces do sexual: fronteiras entre gênero e inconsciente / Rafael Kalaf Cossi (organizador); Christian Dunker...[et al]. São Paulo: Aller, 2019.
    288 p.: il.; 14x21cm.

    Inclui índice.
    ISBN: 978-85-94347-20-6

    1. Psicanálise   2. Gênero   3. Sexualidade   4. Lacan, Jacques, 1901-1981
    I. Cossi, Rafael Kalaf   II. Dunker, Christian.

19-1311   CDD – 150.195
                                                                              CDU 159.964.2

Índice para catálogo sistemático
1. Psicanálise 150.195
2. Psicanálise 159.964.2

Publicado com a devida autorização e com todos
os direitos reservados pela Aller Editora.

Av. Angélica, 1814 — Conjunto 702
01228-200 São Paulo S.P.
Tel: (11) 93015.0106
contato@allereditora.com.br
Facebook: Aller Editora

SUMÁRIO

PREFÁCIO 7
SUELY AIRES

SEXUALIDADE SE TRADUZ? — UM 13
DIÁLOGO ENTRE A PSICANÁLISE
E OS ESTUDOS DE GÊNERO
BEATRIZ SANTOS

PERMANECER HISTÉRICA: SEXUALIDADE E 37
CONTINGÊNCIA A PARTIR DO CASO DORA
VLADIMIR SAFATLE

IDENTIFICAÇÃO, IDENTIDADE, 61
INDENTITÁRIO E ALGUNS MAL-ENTENDIDOS
CARLA RODRIGUES

O GÊNERO DO ESPELHO: VERDADES E 79
FICÇÕES DA IDENTIDADE
PATRICIA PORCHAT

QUANDO O TRANSGÊNERO É PSICÓTICO? 99
LACAN E A ÉTICA DA DIFERENÇA SEXUAL
PATRICIA GHEROVICI

A DIFERENÇA SEXUAL DE BUTLER A LACAN: GÊNERO, ESPÉCIE E FAMÍLIA **RAFAEL KALAF COSSI E CHRISTIAN INGO LENZ DUNKER**	129
PSICANÁLISE SEM GÊNERO? **CHRISTIAN INGO LENZ DUNKER E RAFAEL KALAF COSSI**	161
SEMBLANTE, GOZO E FANTASIA: POR UMA TRANSLEITURA DA SEXUAÇÃO **CHRISTIAN INGO LENZ DUNKER**	199
POR UMA OUTRA SEXUAÇÃO: COLETIVIDADE, JÚBILO E AUTORIZAÇÃO **PEDRO AMBRA**	233
SOBRE O ESTATUTO DO SEXO EM PSICANÁLISE **RAFAEL KALAF COSSI**	261
SOBRE OS AUTORES	283

PREFÁCIO

O escritor argentino Jorge Luis Borges diz ter encontrado, nas remotas páginas do *Empório celestial de conhecimentos benévolos*, uma interessante ordenação: "Os animais se dividem em (a) pertencentes ao Imperador, (b) embalsamados, (c) amestrados, (d) leitões, (e) sereias, (f) fabulosos, (g) cães soltos, (h) incluídos nessa classificação, (i) que se agitam como loucos, (j) inumeráveis, (k) desenhados com um finíssimo pincel de pelo de camelo, (l) et cetera, (m) que acabam de quebrar o vaso, (n) que de longe parecem moscas."[1]

Essa classificação, louca e ordenada, aponta para a impossibilidade de desvendar o esquema último do universo, ao mesmo tempo que atualiza os jogos inventivos de linguagem e seus limites enunciativos.

A coletânea *Faces do sexual: fronteiras entre gênero e inconsciente* que o leitor tem em mãos parece seguir um procedimento similar: agrupa dez diferentes textos de autores com posições específicas sobre a relação — e não-relação — entre

---

[1] BORGES, J. L. O idioma analítico de John Wilkins. In: BORGES, J. L. Obras completas de Jorge Luis Borges, vol. II, Rio de Janeiro: Globo, 2000, p. 94.

psicanálise e gênero, e produz reflexões e provocações sobre os limites constituídos. Como se, a partir das diferenças nas leituras interpretativas de cada texto — disso que se enuncia de formas tão distintas por cada voz —, pudesse ser constituída *uma leitura da diferença*.

Não há, portanto, qualquer pretensão de limitar as discussões às categorias previamente definidas pela psicanálise ou manter o uso de um vocabulário comum que conduziria o leitor por diferentes caminhos, ao ponto inicial, o mesmo já tantas vezes enunciado em nome de certa ortodoxia psicanalítica ou de uma crítica contumaz à psicanálise. A argumentação plural sustentada ao longo do livro tensiona os próprios limites textuais e reafirma que não há como alinhar de forma única psicanálise e estudos de gênero, bem como não há um problema comum que as constitua, seja como teoria, seja como performance. Trata-se sempre de uma invenção em torno de um ponto, em que os mal-entendidos, os ruídos presentes nesse diálogo e nessa contenda, são inúmeros; ou *infinitos*, diria Borges, *porque se bifurcam*.

O gesto de Rafael Kalaf Cossi — ao aproximar os textos em um ordenamento lógico — produz, então, certo efeito: convoca o leitor a supor um fio condutor e se implicar nesse ato de leitura e interpretação. Eis o fio no qual me sustento: em cada um desses textos, em maior ou menor grau, encontra-se *um estilo* de discussão que mantém em tensionamento diferentes teorias; *uma clínica* que busca evitar a patologização e normatização da diferença; *um trabalho conceitual* preciso e questionador diante de diferentes autores e noções; e *uma ação política* de colocar em cena uma discussão consistente entre psicanálise e estudos de gênero.

Estilo, clínica, trabalho conceitual e *ação política* que percorrem cada texto de diferentes modos.

O texto "Psicanálise sem gênero?", de Christian Dunker e Rafael Kalaf Cossi, parece anunciar as bases do que se discutirá em toda a coletânea: a possibilidade de produzir e situar um diálogo entre a teoria lacaniana e os estudos de gênero, em especial as proposições de Judith Butler. Esse diálogo tenso é apresentado de forma ainda mais clara em "A diferença sexual de Butler a Lacan: gênero, espécie e família", dos mesmos autores. Para o leitor que segue a argumentação proposta, ler o artigo "Traduzimos a sexualidade? Um diálogo entre psicanálise e estudos de gênero", de Beatriz Santos, traz uma leve alegria por aí reconhecer os pontos de semelhança e disjunção entre modos de leitura. Tais textos, a meu ver, mantém-se na possibilidade de articular *trabalho conceitual* e *clínica* de um modo preciso.

Em caminho distinto, pois já supõe um leitor familiarizado com a psicanálise, o artigo de Christian Dunker, "Semblante, gozo e fantasia: por uma transleitura da sexuação", permite uma discussão aprofundada sobre a sexuação na teoria lacaniana e dialoga com o texto de Pedro Ambra, "Por uma outra sexuação: coletividade, júbilo e autorização", que destaca o júbilo no processo de reconhecer-se e fazer-se reconhecer como sexuado. Aqui o *trabalho conceitual* se apoia no *estilo*, tal como se o reconhece em psicanálise.

Rafael Kalaf Cossi, em "Sobre o estatuto do sexo em psicanálise", reafirma as bases conceituais que permitem que o diálogo entre psicanálise e estudos de gênero ramifique, sustentando a recusa em limitar o sexual ao genital; gesto inaugural feito por Freud e repetido a cada confronto entre uma leitura superficial da teoria psicanalítica e outros campos de conhecimento. É também no retorno a Freud que Vladimir Safatle, em "Permanecer histérica: sexualidade e contingência a partir do caso Dora", refunda e explicita as bases da constituição de identidades de gênero. *Ação política* e *trabalho conceitual* entretecidos.

Mas, já advertidos, sabemos que isso não nos livra dos equívocos. E é nesse sentido que os textos de Patricia Porchat, "O gênero do espelho: verdades e ficções da identidade", e de Carla Rodrigues, "Identificação, identidade, identitário e alguns mal-entendidos", possibilitam ao leitor reconhecer os ruídos e as potencialidades do uso do termo "identidade" e congêneres. Um *estilo* que talvez possibilite a potência dos desencontros e o *savoir-y-faire* com o mal-entendido. Por fim, "Expressões transgêneras e psicose: por uma ética da diferença sexual", de Patricia Gherovici, traz a preocupação central de situar *ética* e *clínica* de forma indissociável, a fim de afirmar o lugar da psicanálise em uma escuta que reconheça a singularidade de cada arranjo entre sujeito e corpo.

Relendo a breve apresentação que fiz de cada texto em minha afetação de leitora, posso concluir que os limites enunciativos do que me propus fazer saltam aos olhos. Arriscarei, então, uma outra ordenação, que poderia constar no *Empório terrestre de saberes não-sabidos*: os textos aqui reunidos dividem-se em (a) pertencentes a essa coletânea, (b) previamente publicados, (c) histerizados, (d) precisos, (e) fabulosos, (f) mal-entendidos, (g) argumentos soltos ao vento, (h) não incluídos em nenhuma classificação, (i) que se agitam como loucos, (j) inumeráveis, (k) escritos a bico de pena, (l) et cetera, (m) que acabam de quebrar um paradigma, (n) que de longe parecem poesia.

Espero que essa brincadeira, mero jogo inventivo de classificação, deixe um resto: a curiosidade do leitor que, ao abrir o livro em diferentes lugares e folhear suas páginas, poderá encontrar frases e argumentos que o capturem em um jogo de espelhos e caminhos que se bifurcam. Então, cara leitora e prezado leitor, permita-se seguir os descaminhos da discussão que o conduzem a diferentes interpretações de um universo quase borgiano.

SUELY AIRES
Salvador, 10 de junho de 2019

**BEATRIZ
SANTOS**

SEXUALIDADE SE TRADUZ? — UM DIÁLOGO ENTRE A PSICANÁLISE E OS ESTUDOS DE GÊNERO[1]

EFEITOS DE ROCHEDO

As reflexões sobre a tradução em psicanálise referem-se, no mais das vezes, à maneira como as palavras passam de um idioma a outro. Trata-se de discussões sobre a forma que a tradução assumiu; sobre as escolhas feitas pelos tradutores no momento de transmitir as sutilezas dos conceitos traduzidos, bem como suas consequências — a tradução de *Trieb* por *pulsion* [pulsão], em francês, e *instinct*, em inglês, é o exemplo mais célebre. Menos frequentes são os trabalhos que examinam não *como* as traduções se fazem, mas

---

[1]Este artigo foi publicado pela primeira vez na revista *Cliniques méditerranéennes* 2017/1 (n° 95), p. 35-48. Agradecemos a autorização de Marie-José Del Volgo por para republicá-lo. Artigo traduzido por Paulo S. de Souza Jr.

introduzem a questão quanto a *o que pode* (ou não pode) ser traduzido. Podemos falar (de) uma língua psicanalítica, no sentido da língua descrita por Benveniste, como "o que mantém juntos os homens" — o que mantém juntos os psicanalistas — e imaginar a sua tradução para outras línguas? Os conceitos psicanalíticos são traduzíveis — logo, utilizáveis — fora da prática analítica?

No presente artigo, partiremos da temática da tradução para abordar a questão da normatividade no tratamento psicanalítico. Criticada pelas ciências sociais devido a suas posições frequentemente conservadoras em relação a mulheres, gays, lésbicas e sujeitos transgêneros, a psicanálise se viu isolada ao ser confrontada a outros discursos sobre a sexualidade (oriundos do feminismo, dos estudos de gênero e de *queer studies*). No entanto, a história da psicanálise é a história do alargamento e da difusão de uma visão não patológica da vida sexual humana. Como é, então, que a sua produção teórica foi associada, do fim dos anos 1960 até agora, à manutenção de um *status quo* e a uma reticência perante as transformações da sociedade? Este trabalho propõe examinar essa questão a partir de dois objetos teóricos: duas versões da entrada *genre* [gênero] do *Vocabulaire européen des philosophies*, organizado por Barbara Cassin; e um excerto de uma entrevista entre Monique David-Ménard e Judith Butler, *D'une autre à l'autre* [De uma outra à outra], em que o que está em questão é a relação entre normatividade e clínica psicanalítica.

Em um número da revista *Champ psy* dedicado a "o que o gênero faz com a psicanálise", Laurie Laufer e Andrea Linhares apresentam o gênero como um método de análise que permite desconstruir e reinterrogar as categorias sociais e as categorias sexuais. Esse método, devido a sua *exterioridade* em relação à psicanálise (pelo fato de falar uma língua diferente da psicanálise, poderíamos dizer), permite pensar "como *o corpo social* pode produzir um *efeito de rochedo*, de um entrave diante da singularidade de cada um"[2]. A produção de um entrave pelo corpo social demandaria ser pensada simultaneamente ao rochedo biológico designado por Freud. Experiências ligadas às transformações do corpo (dito) biológico e contadas na clínica — tal como descrevem os trabalhos da psicanalista brasileira Patricia Porchat[3] — nos convidam a redefinir a maneira como se cartografa as diferenças anatômicas entre sujeitos. Podemos citar, por exemplo, os pacientes evocados por Porchat, que fazem uso de hormônios sexuais de maneira recreativa (muito embora não sejam transgêneros). Sem estarem engajadas num processo de mudança perene do corpo, essas pessoas se divertem fazendo o que Beatriz/Paul Preciado descreve como uma "pirataria do gênero":

> Alguns tomam hormônio seguindo um protocolo de mudança de sexo, outros traficam, outros se automedicam sem tentar mudar de gênero legalmente e sem passar por um protocolo psiquiátrico. Eles não se identificam com o termo *disfóricos de gênero*, e chamam a si mesmos de *piratas de gênero*, ou *hackers de gênero*.[4]

[2]LAUFER, L.; LINHARES, A. Avant-propos, *Champ psy* 2/2010 (n. 58), p. 5-8.
[3]PORCHAT, P. *Psicanálise e transexualismo: desconstruindo gêneros e patologias com Judith Butler*. São Paulo: Ed. Juruá, 2014.
[4]PRECIADO, B. (2008) *Testo junkie: sexo, drogas e biopolítica na era farmacopornográfica*. Trad. M. P. Gurgel Ribeiro. São Paulo, Grasset, 2018, p. 59.

O surgimento desse tipo de relato na clínica nos lembra que não podemos conhecer, antecipadamente, os limites das transformações corporais nas quais se engajam (ou se engajarão) os analisantes — e, menos ainda, o sentido que eles darão a essas transformações. Ao lado do rochedo biológico há, portanto, esse rochedo social sempre movente; um entrave normativo que também é preciso investigar.

Como veremos, a análise de um entrave normativo como esse é fonte de muitos debates entre psicanalistas e pesquisadores(as) em ciências sociais — e, em particular, aquelas e aqueles que se dedicam aos estudos de gênero. Trata-se de um problema de comunicação transponível entre duas maneiras distintas de pensar as relações entre a construção de uma subjetividade e a sexualidade? Ou as especificidades de cada um dos dois campos impossibilitam um pensamento interdisciplinar? É possível estabelecer uma tradução entre questões psicanalíticas e questões próprias aos estudos de gênero? Essas perguntas serão o fio condutor da discussão que estamos propondo.

A "TRADUTIBILIDADE" DA NOÇÃO DE GÊNERO

Partamos da ideia de gênero, ou *gender*, como intraduzível. Na primeira edição do *Vocabulaire européen des philosophies* (conhecido também pelo nome de *Dicionário dos intraduzíveis*[5]),

---

[5] A obra, com esse título, está sendo organizada em volumes e traduzida para o português brasileiro. Cf. *Dicionário dos intraduzíveis: um vocabulário das filosofias*, vol. 1 [Línguas]. Orgs. F. Santoro; L. Buarque. Belo Horizonte: Autêntica Editora, 2018. (N. de T.)

a entrada *genre* foi redigida por Monique David-Ménard e Penelope Deutscher, e comporta uma discussão sobre "a noção de *gender* no que diz respeito à psicanálise". Na versão americana, à tradução do texto original foram acrescidas duas páginas redigidas por Judith Butler e que ressituam, simultaneamente, a problemática da oposição entre as categorias "gênero" e "sexo" e a da escolha de palavras utilizadas para deslindar essa oposição.

Com efeito, Butler se preocupa em examinar como os primeiros usos do conceito de gênero, nos anos 1960, estabelecem uma ordem na qual o termo "sexo" designa aquilo que pertence à natureza (os dados biológicos) e ocupa, por conseguinte, uma posição de primazia em relação ao "gênero" — compreendido como o representante da ordem do cultural. O gênero é visto, portanto, como uma interpretação (ou construção) feita a partir desses dados tidos como naturais. Mas o problema com uma distinção como essa é, justamente, o fato de ela considerar o sexo como um dado natural. Butler não cessou de frisar que não é verdadeiramente possível determinar como esse "sexo" é posto em ato ou quais são as formas culturalmente variadas que ele pode assumir. Como é que se pode garantir nomear algo como invariável e universal quando se está referindo à categoria de sexo? Esse é um dos principais temas dos trabalhos sobre as sexualidades e o gênero a partir dos anos 1990: a afirmação de que o sexo não pertence a uma natureza putativa ou anistórica, mas se trata de uma categoria que corresponde a uma percepção de elementos biológicos (órgãos externos, órgãos internos, funcionamento de células etc.) que varia ao longo da história. Remetemos, aqui, aos trabalhos de Geertjie Mak[6] para uma discussão sobre o assunto.

Esse momento em que a distinção tradicional entre o "sexo natural", de um lado, e o "gênero cultural", do outro, é abandonada é o ponto de partida dos trabalhos de Judith Butler. Nesse pequeno texto que figura no *Dicionário*, a autora analisa brevemente a ideia de que o sexo é tão *fabricado* quanto o gênero, e evoca o efeito que isso pode ter sobre a tradução dessas duas palavras. Podemos examinar, por exemplo, a palavra alemã *Geschlecht*, traduzida para o francês ora por *sexe* [sexo], ora por *genre* [gênero]. Segundo Butler, essa palavra salienta não somente a ideia de que o gênero é indissociável do sexo, mas também de que há uma ordem natural que serve aos fins da reprodução da espécie. Por essa razão, os primeiros tradutores da obra *Problemas de gênero* escolheram traduzir *gender* por "identidade de gênero/identidade sexual": *Geschlechtsidentität*. Isso iria evitar a confusão com o sexo das espécies, mas acabaria espalhando a confusão entre gênero, orientação sexual e disposição — um amálgama que Butler fazia absolutamente questão de desconstruir. O livro acabou sendo traduzido como *Das Unbehagen der Geschlechter*[7].

Essa dificuldade inerente à tradução da palavra "gênero" (ou "sexo") para o alemão não deve nos fazer acreditar que haveria uma correspondência entre uma facilidade de

---

[6]MAK, G. *Doubting sex: inscriptions, bodies and selves in nineteenth-century hermaphrodite case histories*. Manchester: Manchester University Press, 2012.
[7]Do alemão, "O mal-estar do sexo" (lit.) — ou, mais livremente, "O mal--estar da sexuação". (N. de T.)

tradução — *gender* por *gênero* — e uma proximidade do pensamento; dito de outro modo, quando a tradução é simples, a questão do gênero também é. Butler insiste no fato de as línguas latinas possuírem um equivalente da palavra "gênero", mas que ela é compreendida, primeiro, em associação com a gramática ou a literatura. O que quer dizer que a problemática que a palavra deixa subentendida não é captada sistematicamente: a existência de uma variação de gênero gramatical nada nos ensina sobre os efeitos do arranjo de uma subjetividade segundo certas linhas divisórias que a categoria "gênero" permite pensar. Que se diga *un ongle* e *une dente* [um unha e uma dente] em francês — e o contrário em português (*uma unha, um dente*) — não explica nada das consequências variadas que a atribuição de um gênero (e não outro) no nascimento pode ter sobre a construção da subjetividade.

Reparemos, pois, na dificuldade própria à tradução de *gender* por *genre*, em francês. Na versão francesa do *Vocabulaire*, essa questão da tradutibilidade aparece de outro ângulo. David-Ménard e Deutscher referem-se, também elas, à diferença conceitual entre as noções de sexo e de gênero. Mas as autoras chamam a nossa atenção para uma especificidade francesa, ligada ao lugar assumido pela psicanálise nas discussões sobre esse tema. E elas nos propõem, então, pensar a intraduzibilidade do gênero com a psicanálise, empregando conceitos tais como *fantasia* e *pulsão*:

> Do ponto de vista da psicanálise, as determinações sociais do *gender* são um dos materiais mediante os quais as fantasias e as pulsões se forjam. Os dados fisiológicos do

sexo constituem um dos outros materiais concernidos nessa questão, mas eles não estão no mesmo plano que os primeiros: uma sociedade sempre atribui um conteúdo à diferença sexual.[8]

Essa citação nos lembra que o percurso fantasístico e pulsional que leva o sujeito de uma *polivalência sexual na infância* a uma *organização identitária* — como homem, mulher ou outro — é composto de vários elementos. Dentre eles, há as determinações sociais do gênero e os dados fisiológicos do sexo; e, segundo as autoras, esses dois elementos (ou "materiais") não são da mesma ordem. Nós reconhecemos nessa apresentação, redigida em 2004, uma distinção clássica entre sexo e gênero. Ambas as autoras revisitaram suas definições de gênero (a obra *Sexualités, genres et mélancolie* [Sexualidades, gêneros e melancolia] atesta isso). Mas o que é importante nesse texto de David-Ménard e Deutscher é que a categoria "sexo" aparece como uma referência ao corpo que não é regida pelo discurso da mesma maneira que o gênero. Segundo as autoras, quando a temática do gênero surge através dos trabalhos de Robert Stoller, nos anos de 1970, os psicanalistas foram lembrados quanto à "necessidade de renunciar ao *dualismo* fisiológico/psíquico para conseguir compreender o que são as *pulsões* e as *fantasias* como terreno no qual se formam as identidades sexuadas". Com efeito, quando David-Ménard e Deutscher

---

[8]DAVID-MENARD, M.; DEUTSCHER, P. Genre. In: CASSIN, B. (org.) *Vocabulaire européen des philosophies*. Paris: Le Seuil/Le Robert, 2004, p. 495.

citam esse laço fundamental que existe entre a sexualidade e as pulsões, elas almejam conservar uma referência ao corpo que não se limita à organicidade, mas que tampouco é reduzida a um discurso. Pensadas pela psicanálise, as experiências do corpo não podem ser separadas entre o anatômico, de um lado, e o psicológico, de outro. O corpo é orientado pelas vicissitudes das pulsões, o que quer dizer que ele não responde a imperativos instintivos de reprodução que poderiam justificar uma distinção em termos de funções reprodutivas, de gônadas ou de outro caractere biológico. O que quer dizer que ele deve ser compreendido, segundo David-Ménard, não como um dado material: ele é um corpo de prazer, desprazer e angústia cuja dimensão erógena é aberta pelo outro[9]. Por conseguinte, a maneira segundo a qual cada corpo se constrói como especificidade sexual e subjetiva é sempre inédita. É por isso que as teorizações em torno da noção de gênero não são suficientes para explicar a relação entre o corpo e a sensação de ser homem, mulher ou outro: porque se trata de trajetos subjetivos que não estão necessariamente de acordo com esquemas mais facilmente localizáveis pelas (ou nas) teorias.

Será que isso quer dizer que um diálogo entre as teorias psicanalíticas e os estudos de gênero não pode se produzir? Pensamos, ao invés, que os conceitos psicanalíticos podem ser mobilizados justamente pelo fato de não serem intercambiáveis com outras produções teóricas, provenientes de outras disciplinas. É o que veremos na próxima seção.

[9]DAVID-MENARD, M. *Corps et langage en psychanalyse*. Paris: Campagne Première, 2014, p. 11.

EFEITO E EFICÁCIA DOS DISCURSOS: GÊNERO, NORMA, PSICANÁLISES

Quando Freud se interroga sobre a possibilidade de estabelecer um diálogo entre a psicanálise e outras disciplinas em seu relato da análise do homem dos lobos, não há ambiguidade na resposta:

> Baleia e urso polar, dizem, não podem fazer guerra entre si, porque, cada um limitado a seu elemento, não chegam a se encontrar. É igualmente impossível, para mim, discutir com os que, trabalhando no campo da psicologia ou da neurologia, não reconhecem os pressupostos da psicanálise e consideram artificiais os seus resultados.[10]

Segundo Freud, uma discussão entre um psicanalista e alguém que não acredita nos resultados da psicanálise não é verdadeiramente possível — ela é tão improvável quanto o encontro entre um urso e uma baleia. Mas se isso pôde se revelar verdadeiro no contexto da criação da psicanálise — quando os críticos questionavam a legitimidade dos conceitos fundamentais (tais como o inconsciente ou a sexualidade infantil) ou os benefícios da prática analítica —, a situação mudou desde então. A partir dos anos 1960, os(as) autores(as) de trabalhos que contestam a psicanálise são leitores(as) advertidos(as), capazes de argumentar contra temáticas precisas. Já não se trata de colocar em questão

---

[10] FREUD, S. ([1914]1918) "História de uma neurose infantil (O homem dos lobos)". In: *Obras completas*, vol. 14: "História de uma neurose infantil ("O homem dos lobos"), Além do princípio do prazer e outros textos. Trad. P. C. de Souza. São Paulo: Companhia das Letras, 2010, p. 66.

a validade da psicanálise, mas de repensar alguns de seus pontos-cegos ou lacunas. A questão da normatividade do discurso psicanalítico é um exemplo dessas temáticas. Com efeito, a crítica de uma normatividade excessiva da psicanálise vem, historicamente, de fora de outros cam pos das ciências sociais. Podemos citar dois exemplos que se tornaram canônicos: os trabalhos de Gilles Deleuze colocando em causa o que ele chama, em *O anti-Édipo*, de um "imperialismo analítico do Complexo de Édipo"[11] — isto é, a atribuição, por parte dos psicanalistas, de um lugar central (e inamovível) à "fórmula trinitária [...] papai-mamãe-eu" na descrição de todo percurso de subjetivação —; e a crítica feita por Foucault do fracasso da psicanálise no que concerne a como ela pensa as relações de sexo, que apagaria a distância entre os *dispositivos de aliança* ("sistema de matrimônio, de fixação e de desenvolvimento dos parentescos, de transmissão dos sobrenomes e dos bens"[12]) e os *dispositivos de sexualidade* (cuja razão de ser não é garantir a reprodução, mas "proliferar, inovar, anexar, inventar, penetrar nos corpos de forma cada vez mais detalhada e controlar as populações de maneira cada vez mais *global*"[13]) —, o que quer dizer que, segundo Foucault, o potencial (inovador) da teoria psicanalítica para estabelecer uma separação entre a sexualidade e a referência à família não se realizou:

---

[11]DELEUZE, G.; GUATTARI, F. (1972) *O anti-Édipo: capitalismo e esquizofrenia 1*. Trad. L. B. L. Orlandi. São Paulo: Editora 34, 2010, p. 39.
[12]FOUCAULT, M. (1976) *História da sexualidade*, vol. 1: "A vontade de saber", 13ª ed. Trad. M. Th. da Costa Albuquerque; J. A. Guilhon Albuquerque. Rio de Janeiro: Edições Graal, 1988, p. 100; trad. modificada.
[13]*Ibid.*, p. 101; trad. modificada.

a psicanálise — que parecia, em suas modalidades técnicas, situar a confissão da sexualidade fora da soberania familiar — reencontrava, bem no cerne dessa sexualidade, como princípio de sua formação e chave de sua inteligibilidade, a lei da aliança, os jogos mesclados dos esponsais e do parentesco, o incesto.[14]

Foucault e Deleuze tornaram-se autores centrais na renovação dos estudos da sexualidade, após a primeira onda dos estudos feministas. O desenvolvimento dos estudos de gênero, a partir dos anos 1970, e depois os *queer studies*, nos anos 1980, não podem ser concebidos sem a contribuição desses dois autores. Essa é, aliás, uma característica importante da maneira como essas teorias chegaram à França: tanto os estudos de gênero quanto os *queer studies* podem ser considerados um produto daquilo que se conhece internacionalment, como *french theory* [teoria francesa], a saber, a leitura de autores franceses tal como foi estabelecida fora da França (e, mais particularmente, nos Estados Unidos). Segundo Judith Butler, essa "curiosa construção norte-americana" consiste em propor leituras cruzadas de autores franceses que, "na França, não têm quase nada a ver uns com os outros, e que raramente — ou, até mesmo, nunca — são lidos em conjunto"[15] . A história dos estudos de gênero é, assim, transatlântica; marcada pelas trocas intelectuais entre pesquisadores(as) americanos(as) e

---

[14]*Ibid.*, p. 106; trad. modificada.
[15]BUTLER, J. (1990) Prefácio (1999). In: *Problemas de género: feminismo e subversão da identidade*. Trad. N. Quintas. Lisboa: Orfeu Negro, 2017, p. 20-2; trad. modificada.

aqueles(as) que vivem na Europa (e na França, em especial). À influência de Gilles Deleuze e Michel Foucault soma-se a de autores(as) como Simone de Beauvoir, Claude Lévi-Strauss, Monique Wittig e Jacques Derrida, cujas leituras feitas nos Estados Unidos contribuíram para definir a maneira que temos de pensar as características e as implicações sociais que estão no cerne das distinções outrora atribuídas ao sexo.

Os psicanalistas não ocuparam um lugar importante na lista de autores lidos nos departamentos em que os estudos de gênero nasceram. Com efeito, entre a psicanálise, de um lado, e o feminismo e os estudos de gênero, de outro, as relações sempre foram complexas. Apoiando-nos nos trabalhos de Michel Tort, podemos distinguir três períodos que nos permitem descrever essas relações ambivalentes. Num primeiro momento, antes dos anos 1970, as discussões concentram-se em torno das teorias do Édipo e da diferença sexual. As teóricas feministas consideram, globalmente, que os trajetos edipianos propostos pela teoria freudiana ortodoxa representam "puros decalques inconscientes das formas da dominação masculina"[16]. As descrições do Édipo a partir da sexualidade masculina, assim como a insuficiência dos trabalhos sobre a sexualidade feminina *como tal* — isto é, concebida independentemente de uma libido masculina — são associadas a uma naturalização da organização patriarcal da sociedade. Esse é, então, o sentido da crítica da psicanálise que se encontra, por exemplo, em *O segundo sexo*. Os psicanalistas, por sua vez, parecem

---

[16]TORT, M. *Fin du dogme paternel*. Paris: Aubier, 2005, p. 392.

assumir uma das duas posições: ou insistir no fato de que a crítica feminista é o produto de um "desconhecimento" da *realidade* da inveja do pênis e da organização falocêntrica da organização psíquica; ou tentar estabelecer teorias do desenvolvimento feminino que, pela referência a uma "psicologia da mulher", se distinguiria do pensamento de Freud — é o caso dos trabalhos de Karen Horney nos anos de 1960, por exemplo.

Um segundo período, que começa no fim dos anos 1970, vê psicanalistas reivindicando-se como feministas e tentando, por esse duplo pertencimento, articular os dois discursos. Autoras desse movimento (como Luce Irigaray ou Juliet Mitchell, por exemplo) reconhecem a psicanálise como um instrumento útil para pensar o funcionamento psíquico, e se empenham em dela fazer uso que leve em conta o contexto histórico no qual ela foi criada. Essa fase é, também, a da implementação das primeiras discussões sobre as consequências psíquicas que outros arranjos de parentalidade poderiam ter no desenvolvimento dos sujeitos dos dois sexos. Essas discussões, baseadas especialmente nos trabalhos de Foucault, estão na base das controvérsias que ocorrem, ainda hoje, a respeito da família na França.

Por fim, o terceiro período — que se inaugura no fim dos anos 1980 — será o da recolocação em causa das próprias concepções de sexualidade, a partir do fim dos anos 1980. É nessa época que nascem as teorias *queer*, cujo ponto comum é a problematização das noções fixadas por uma ideia de "identidade" estável e universalizante. Segundo a definição proposta por Eve Kosofsky Sedgwick, em 1993, o termo *queer* se refere à "malha aberta de possibilidades, de lacunas, de sobreposições, de dissonâncias e de ressonâncias, de lapsos e de excessos de sentido, onde os elementos constituintes do gênero de alguém, ou da sexualidade de alguém, não são levados (ou *não podem* ser levados) a fazer sentido de maneira monolítica"[17]. Ler as teorias através do prisma *queer* significa, consequentemente, insistir na instabilidade e na insuficiência dos conceitos que visam listar o que caracteriza uma diferença sexual. Os(as) autores(as) reconhecidos(as) com esse nome, como Judith Butler, preocupam-se com "perturbar" as categorias tidas como garantidas (tais como *mulher* e *homem*, ou *pai* e *mãe*) através da análise da maneira como foram construídas. Por conseguinte, toda categoria ligada ao gênero e à sexualidade é pensada como historicamente contingente, e não como um termo transcendente.

Contudo, o fato de pesquisadores(as) sensatos(as) terem se engajado, durante esses diferentes períodos, numa crítica das posições normativas da psicanálise teve pouco impacto sobre o pensamento psicanalítico dominante. Pois, desde fim dos anos 1960 até os dias de hoje, a crítica oriunda do "exterior" do meio psicanalítico não encontra facilmente interlocutores no seio das comunidades de analistas.

Essa situação traduziu-se numa carência de teorias e de vozes dissonantes, especialmente no que concerne às atitudes dos psicanalistas em relação à homossexualidade. Atitudes que foram longamente analisadas pela psicanalista inglesa Joanna Ryan num artigo com título

---

[17]KOSOFSKY SEDGWICK, E. "Queer and now". In: *Tendencies*. Londres: Routledge, 1993, p. 9.

provocador, "A psicanálise pode compreender a homofobia?"[18] Com a homossexualidade sendo considerada uma perversão ou uma imaturidade sexual, anteriormente os analistas gays e lésbicas em formação não podiam assumir a sua homossexualidade, sob o risco de se fazerem expulsar das instituições psicanalíticas (a psicopatologia justificando a recusa dos candidatos nas Escolas). A produção dos discursos sobre a homossexualidade era, assim, marcada por uma separação entre, de um lado, a heterossexualidade — considerada "sadia" e atribuível a *todos* os analistas —; e a homossexualidade, de outro, vista como patológica — logo, atribuível exclusivamente aos pacientes. E, por conta disso, como explica Ryan, perdemos a oportunidade de ter tido, mais cedo, uma discussão a respeito dos desafios clínicos, teóricos e institucionais ligados às mudanças necessárias para que a psicanálise possa integrar, de uma maneira mais adaptada, a diversidade da sexualidade humana. O que não quer dizer, muito evidentemente, uma análise centrada nas "orientações sexuais" dos analistas ou dos analisantes. Segundo Ryan, trata-se, antes mesmo, de uma mudança de atitude em relação à homossexualidade por parte das instituições psicanalíticas — e, por conseguinte, do aumento do número de analistas gays e lésbicas. Isso transformaria a maneira como a psicanálise é praticada?

Esse tipo de questionamento está no cerne da discussão sobre a relação existente entre as temáticas do gênero,

[18]RYAN, J. Can psychoanalysis understand homophobia? In: DEAN, T.; LANE, C (orgs.) *Homosexuality and Psychoanalysis*. Chicago: University of Chicago Press, 2001, p. 308.

das normas e da psicanálise. Para abordá-la, examinaremos um outro encontro entre o trabalho de Monique David--Ménard e o de Judith Butler: a entrevista *D'une autre à l'autre*, texto com várias vozes no qual as duas autoras revisitam o impacto de seus trabalhos sobre os seus respectivos pensamentos.

Numa passagem desse texto, o que está em questão é a relação entre o normativo e o tratamento analítico. David-Ménard, falando de sua experiência como psicanalista, indaga Butler a respeito da possibilidade do que chamaremos de uma escuta analítica *deliberadamente* não normativa:

> [É muito interessante quando falo da minha clínica,] mas tenho a impressão de que não se chega a fazer duas coisas ao mesmo tempo: *ou detectamos o trabalho do normativo no social, ou escarafunchamos as situações subjetivas com os instrumentos da transferência e da análise*. Mas a junção dos dois é sempre muito difícil.[19]

Para David-Ménard, ainda que concordemos em afirmar que todo sujeito se forma no interior de um regime de normas, não é possível estar à escuta de um analisante caso procuremos, simultaneamente, (i) decifrar a repetição que opera naquilo que é dito quanto de uma sessão analítica e (ii) detectar o efeito patogênico de um regime de normas

---

[19]BUTLER, J.; M. DAVID-MÉNARD, M.; SANTOS, B.; CREVIER--GOULET, S. A.; DEBS, N.; POLVEREL, E. Judith Butler et Monique David-Ménard: d'une autre à l'autre, *Evolution Psychiatrique*, 2015, 80(2), p. 326.

de maneira geral. Trata-se de dois trabalhos diferentes que podem, decerto, ser empreendidos pela mesma pessoa, mas não podem se produzir num mesmo momento. A ideia de uma escuta *deliberadamente* não normativa é, portanto, incompatível com os dizeres de David-Ménard. Dado que o trabalho do analista é "tornar os trajetos subjetivos *inéditos* mais fáceis de serem vividos, sem prescrevê-los"[20], a prática analítica não pode se referir a uma normatividade universal cujo efeito seria o mesmo para todos os analisantes. Propor *voluntariamente* um discurso não normativo (ou uma escuta não normativa) significaria ter como referente as normas enquanto um sistema geral operando sobre cada sujeito de uma mesma maneira — o que estaria nas antípodas da abordagem analítica. Seria não levar em conta a natureza singular e *inédita* dos processos inconscientes em ação num tratamento, para retomar a palavra de David-Ménard. Dito de outro modo, seria esquecer que não pode existir uma teoria geral daquilo que permite estar bem ou daquilo que faz ficar mal. O que quer dizer que, mesmo que possamos detectar características normativas na psicanálise enquanto instituição, é próprio do dispositivo analítico — quando ele funciona — colocar em movimento as certezas normativas.

Todavia, Butler emite um ponto de vista diferente. À pergunta de Monique David-Ménard sobre a possibilidade de um analista poder se preocupar com o trabalho do normativo durante um tratamento, ela responde:

[20]*Idem.*

Não dá para evitar a dificuldade. Mas [...] seria possível dizer que *o normativo é suspenso, tirado do jogo, dentro da seção analítica, precisamente para poder ser reintroduzido pelo analisante*. O roteiro do normativo pode ser reproduzido em suas complicações dentro da sessão. Mas o que estamos dizendo, em todo caso, com relação à norma, é que ela sempre está ali. Deve-se colocá-la de lado, mas ela está ali, dentro [...]. Não se trata apenas de colocá-la de lado de partida; trata-se de uma prática cotidiana, colocá-la de lado. *Bem no momento em que isso ocorre, isso se transpõe para a cena analítica*.[21]

Para Butler, ainda que o dispositivo analítico tenha como fim desembaraçar-se das normas, o normativo é sempre passível de ser reintroduzido no espaço do tratamento pela fala do analisante. A nosso ver, essa afirmação ganha todo o seu sentido quando ela é vinculada à reflexão de Butler a respeito da relação entre a vulnerabilidade, a humanidade e os efeitos das normas. Com efeito, a percepção de um normativo em ação na análise nos parece compatível com a ideia segundo a qual há, em cada sociedade, uma variabilidade nos graus de vulnerabilidade incorporadas por um sujeito. Mais precisamente, é porque, segundo Butler, a viabilidade dos corpos e dos desejos[22] não está igualmente garantida para todos os membros de uma sociedade que podemos imaginar que, na clínica, essa desigualdade possa se reproduzir.

[21]*Idem*, p. 327; grifo nosso.
[22]BUTLER, J. *Undoing gender*. Nova York/Londres: Routledge, 2004, p. 33.

Acaso pensamos que seja possível afirmar que os homens transgêneros, as mães lésbicas, os jovens imigrantes ilegais ou os trabalhadores sexuais de cor têm a mesma garantia de se verem reconhecidos(as), enquanto pessoas, que a mulher cisgênero ou o pai heterossexual, seja qual for a situação? E no caso de ser difícil responder a essa pergunta de modo afirmativo, poderíamos imaginar que essa desigualdade de tratamento, percebida na vida cotidiana desses sujeitos, possa ter uma ressonância também na clínica?

Nos trabalhos de Butler, a temática da diferença estabelecida entre sujeitos passa, no mais das vezes, mais pela oposição entre o viável (ou legítimo) e o não vivível do que pela diferença dos sexos. Em *Undoing gender* [Desfazendo o gênero], a autora analisa como "o humano é compreendido *diferenciadamente* segundo a sua raça, a legibilidade dessa raça; a sua morfologia, a reconhecibilidade dessa morfologia; o seu sexo, a verificabilidade perceptiva desse sexo; a sua etnicidade, o entendimento categórico dessa etnicidade"[23].

Essa diferença na maneira pela qual um sujeito é compreendido (ou reconhecido) tem consequências sobre a própria viabilidade da sua vida: "Certos humanos são reconhecidos como menos humanos, e essa forma de reconhecimento parcial não conduz a uma vida viável. Certos humanos não são reconhecidos como humanos, e isso conduz a uma outra ordem de vida: uma ordem de vida não vivível."[24]

Essa diferença de vulnerabilidade social associada ao reconhecimento de uma vida como vivível ou não vivível

---

[23]*Idem*, p. 2; grifo nosso.
[24]*Ibid.*

corresponde, a nosso ver, ao *efeito do normativo* que pode aparecer num tratamento. O caráter pioneiro das descobertas freudianas, especialmente no que concerne à sexualidade, não impediu a existência, entre os psicanalistas, de práticas discriminatórias em relação aos gays, às lésbicas ou aos homens e mulheres *trans*. De fato, os sujeitos cuja vulnerabilidade social é mais significativa na sociedade são os mesmos que protestam contra a normatividade excessiva da psicanálise. Isso é particularmente verdadeiro no que concerne às atitudes em relação à homossexualidade. A psicanálise nasceu como uma ruptura epistemológica que preconiza a despatologização do fato sexual humano em todas as suas dimensões, como lembra Laufer num artigo recente sobre essa mesma questão[25]. E, no entanto, desde Freud, a cultura psicanalítica interessou-se muito mais pelo estudo da *etiologia* da homossexualidade do que pelo problema da homofobia, por exemplo. O que está em contradição com a visão da homossexualidade apresentada por Freud numa célebre nota acrescentada aos *Três ensaios sobre a teoria da sexualidade*, em 1915: "Todas as pessoas são capazes de uma escolha homossexual de objeto e [...] também a fizeram no inconsciente."[26]

A transformação dessa visão de uma "homossexualidade universal" em homossexualidade como perversão, em Freud,

---

[25]LAUFER, L. La psychanalyse est-elle un féminisme manqué?, *Nouvelle revue de psychosociologie*, 1/2014 (n. 17), p. 27.
[26]FREUD, S. (1905) Três ensaios sobre a teoria da sexualidade. In: *Obras completas*, vol. 6: "Três ensaios sobre a teoria da sexualidade, Análise fragmentária de uma histeria (O caso Dora) e outros textos". Trad. P. C. de Souza. São Paulo: Companhia das Letras, 2016, p. 34.

merece uma discussão mais aprofundada do que podemos nos permitir no âmbito deste artigo. Remetemos à coletânea *Homosexuality and psychoanalysis* [Homossexualidade e psicanálise], organizada por Tim Dean e Christopher Lane (2001). Apesar disso, sem nos delongarmos na análise minuciosa dos textos sobre a homossexualidade, podemos afirmar que a teoria e as práticas analíticas concebidas por Freud não estavam destinadas a justificar comportamentos homofóbicos. A bússola do pensamento freudiano sempre foi a ideia de um polimorfismo da sexualidade infantil, para retomar uma imagem proposta por Laufer. E essa bússola o guiou para demonstrar que "o desenvolvimento libidinal não é estável; que não há estágio; que a genitalidade é um mito e o graal desenvolvimentista da 'maturidade sexual', uma ilusão". Por isso,

> Freud não cessou de mostrar que, na experiência humana, há diferenças e gêneros múltiplos, condutas e práticas sexuais diversificadas quase ao infinito; em resumo, diferenciações complexas e sutis numa polissexualidade submetida, conforme os tempos e lugares, a uma variedade de normas — elas próprias mais ou menos restritivas e mais ou menos necessárias.[27]

Então, se desde Freud dispomos de ferramentas para evitar o efeito do normativo no tratamento; e se a prática analítica é, desde a origem, guiada por uma teoria

---

[27]LAUFER, L. La psychanalyse est-elle un féminisme manqué?, *Nouvelle revue de psychosociologie*, 1/2014 (n. 17), p. 22.

revolucionária da sexualidade, por que a psicanálise — ou uma certa psicanálise — ainda é vista como fonte de discursos normalizantes? Quem pode responder essas perguntas?

CONCLUSÃO

É possível que toda e qualquer conclusão para essa discussão só possa ser feita a partir dessa última indagação. Como afirmávamos na introdução deste texto, a relação com a psicanálise é um trabalho de deslocamento e de construção de sentido. Por conseguinte, essa relação se faz de maneira exclusiva e imprevisível por cada um(a) que se proponha a ler um texto psicanalítico, a fazer uma análise, a se investir numa formação ou a atender um analisante. É possível, então, que seja o trabalho de cada um responder, à sua maneira, à questão da normatividade em seu tratamento ou sua prática.

Mas essa resposta, por mais pessoal que seja, beneficia-se, como toda resposta, da ampliação do campo dos resultados possíveis. É, a nosso ver, o que outras maneiras de teorizar a sexualidade (oriundas da filosofia, dos estudos de gênero ou das teorias *queer*) sempre trouxeram para a psicanálise: uma ampliação de categorias consideradas pensáveis. A mãe lésbica, o psicanalista *trans*, os membros de configurações poliamorosas são alguns exemplos de sujeitos que poderiam se sentir excluídos de (ou por) certos discursos psicanalíticos. Mas, historicamente, esses discursos foram colocados em questão por teorizações oriundas de fora — poderíamos dizer: por teorizações pensadas numa outra língua que não a da psicanálise.

As teorias psicanalíticas não podem ser traduzidas em conceitos próprios aos estudos de gênero. Mas isso não quer dizer que as duas disciplinas não se falam. Entre a língua psicanalítica e a língua dos estudos de gênero, talvez seja salutar visar a um bilinguismo. O que não quer meramente dizer estar à vontade com uma e outra língua, saber falar a partir dos estudos de gênero ou falar a língua dos psicanalistas. Pensamos, antes mesmo, no bilinguismo no sentido proposto por Barbara Cassin em *La nostalgie* [A nostalgia] — um livro que fala, justamente, de poder se sentir em casa onde não se espera. Cassin diz: "Só sei que é preciso falar (mas amar é o suficiente) ao menos duas línguas para saber que se fala uma, que é *uma língua* que se fala."[28] Uma língua não passa de uma maneira de dizer (ou pensar) coisas, ainda que a nossa possa parecer natural, até mesmo única. Se evitarmos o confronto com o que há de estranho no familiar e com o que há de familiar no estranho, somos pegos no conforto da naturalização da "nossa" maneira de conhecer, de dizer ou de pensar as coisas. E quando se fica nessa naturalização, se está mais perigosamente próximo dos efeitos nocivos da normatividade.

[28]CASSIN, B. *La nostalgie*. Paris: Ed. Autrement, 2013, p. 131.

VLADIMIR SAFATLE

PERMANECER HISTÉRICA: SEXUALIDADE E CONTINGÊNCIA A PARTIR DO CASO DORA[1]

Jouons donc cet amour aux dès.

Guillaume Appolinaire

FALAR DE SEXO

Nessa história da doença [...] discute-se francamente as relações sexuais, os órgãos e funções sexuais são chamados por seu nome correto. Com isso, o leitor poderá se convencer, após minha exposição, que não recuei da discussão de tais assuntos em tal linguagem com uma garota. Devo então também me justificar desta acusação? Eu reivindico simplesmente os direitos do ginecologista ou ainda direitos muito mais modestos. Seria índice de estranha e

---

[1] O presente artigo foi publicado pela primeira vez na revista Ágora (Rio de Janeiro) v. XIX n. 3 set/dez 2016 p.337-391.

perversa lubricidade supor que conversas parecidas seriam um bom meio de excitação sexual.[2]

Estas afirmações de Freud sobre sua análise com Dora são mais importantes do que parecem. Elas expõem, ao mesmo tempo, um modo de escrita e um regime de funcionamento da verdade. Pois se há algo que o século XX produziu foi a crença de que o falar franco sobre o que é da ordem do sexual implicaria, por um lado, lançar luz sobre o que somos e como nos relacionamos mas, por outro, transformar o que somos e como nos relacionamos. Como se a possibilidade do indivíduo moderno fazer a experiência de si mesmo como sujeito de uma "sexualidade" fosse dispositivo fundamental de sua autodeterminação. Digamos com clareza que seu reconhecimento como sujeito passaria necessariamente pela maneira com que ele é capaz de subjetivar uma sexualidade. Como dirá Alain Badiou:

> De que Freud se sente responsável quanto à sexualidade? Ele pensa ser o agente de ruptura no real do sexo, para além mesmo da transgressão de alguns tabus morais ou religiosos? Tem a tremenda convicção de ter tocado no sexo, no mesmo sentido que, depois de Vitor Hugo, se tocou no verso?[3]

As perguntas não poderiam ser mais claras. Trata-se de afirmar que, depois de Freud, ganha hegemonia um novo

---

[2]FREUD, S. (1905) Brichstuck einer Hysterie-Analyse. In: FREUD, S. *Gesammelte Werke*, v.V. Frankfurt: Fischer, 1999. p. 186.
[3]BADIOU, A. *O século*. Aparecida: Ideias e Letras, 2006, p. 112.

regime relativo à palavra que fala do sexual. Um modo de falar que modificaria profundamente nosso modo de ser, nosso modo de nos relacionarmos ao desejo e ao corpo. Michel Foucault insistirá nesse ponto para afirmar:

> Se o sexo é reprimido, ou seja, votado à proibição, à inexistência e ao mutismo [*como acreditamos que ele seria antes do aparecimento da psicanálise* (nota e grifo nossos)], o simples fato de falar dele e de falar de sua repressão tem um ar de transgressão deliberada. Quem sustenta esta linguagem se coloca, até certo ponto, fora do poder; ele faz a lei tremer; ele antecipa, mesmo que apenas um pouco, a liberdade futura. Daí esta solenidade com a qual hoje se fala do sexo.[4]

Foucault insiste na continuidade entre a perspectiva freudiana e as "ciências das sexualidades" que aparecerão na segunda metade do século XIX. No entanto, certo que Freud marca uma importante e influente inflexão capaz de explicar a existência, em nossa época: "De um discurso no qual o sexo, a revelação da verdade, a inversão da lei do mundo, o anúncio de um outro dia e a promessa de uma certa felicidade estão ligados."[5] Discurso esse que aparece na linha direta da reflexão psicanalítica sobre os modos de repressão da sexualidade.

Ou seja, teríamos então um modo de falar de sexo e uma crença de que tal modo poderia antecipar exigências de

---

[4]FOUCAULT, M. (1976) *Histoire de la séxualité*. v.I, Paris: Gallimard, p. 13
[5]Ibid., p. 15

liberdade. Mas que modo é esse do qual Freud se vê legatário? Ele se enuncia nessa inveja dos "direitos do ginecologista".

Esta fala não pode ser vista, dirá Freud, como fala que porta lubricidade, interesse. Freud dirá que ela deve ser "seca e direta", dando aos órgãos sexuais seus nomes técnicos e comunicando seus nomes quando estes são desconhecidos pela paciente. Uma fala que descreve as perversões "sem indignação". Ou seja, como já disse Foucault, essa fala é uma vontade de saber baseada na submissão da sexualidade ao modo de descrição de uma *scientia sexualis*. Por meio dessa submissão, a psicanálise teria produzido um imperativo de transformar o desejo em discurso, de recusar a ideia de que o que é da ordem do sexual possa ser acolhido por um silêncio indiferente.

É dessa transformação a questão no caso Dora. Sua escrita é a escrita de uma exigência. Ao falar francamente sobre sexo com uma garota, Freud não apenas escuta. Ele lhe ensina como falar, em que condições seu desejo pode ser colocado em discurso, qual história ele deve contar, qual conflito ela deve assumir. Falar não é apenas liberar. Falar é também internalizar uma gramática do desejo. Assim, podemos ler o caso freudiano também como a história de um conflito. O conflito que ocorre quando as relações sexuais, seus órgãos e funções são postos em determinado regime de "falar franco", são levados a assumir certas histórias e dinâmicas. Se assumirmos tal perspectiva, o caso Dora talvez aparecerá como um interessante relato de certa forma de resistência que não é apenas uma reação terapêutica negativa, mas a insistência da dificuldade em constituir uma fala sobre a sexualidade que seja capaz de dar voz aos arranjos contingentes que a sexualidade produz. A posição de Freud é aquela de quem fornece uma *norma geral de fala*. A posição de Dora é aquela de quem não a aceita completamente. É essa incompletude em relação à norma de fala fornecida por Freud que produzirá a ruptura do tratamento. Freud afirma que o tratamento nos permite "ter uma visão de conjunto (*Uberblicken*) consequente, compreensível e completa da história da doença". Pois, "se o objetivo prático do tratamento consiste em suprimir todos os sintomas possíveis, substituindo-os por pensamentos conscientes, há ainda um outro, o objetivo teórico, que é a tarefa de curar o doente de todos os males da memória (*Gedächtnisschäden*)"[6]. Mas devemos colocar a questão: em que condições se pode fornecer uma história completa, consequente e compreensível de uma doença psíquica? Qual é o preço para que a doença se transforme em uma "história"? E mais ainda: que tipo de história conta a histeria? Seria apenas a história da impossibilidade de um declínio bem-sucedido do Complexo de Édipo ou a história de uma sexualidade que não sabe como lidar com as contingências de suas construções?

O CORPO HISTÉRICO

A fim de tentar responder a tais questões, lembremos de alguns traços maiores do caso. Dora era uma histérica de 18 anos levada a Freud por seu pai devido a uma intenção de suicídio, enunciada em uma carta, seguida de um acesso de desmaio. Ela apresentava sintomas de depressão,

---

[6]FREUD, S. (1905) Brichstuck einer Hysterie-Analyse. In: FREUD, S. *Gesammelte Werke*, v.V. Frankfurt: Fischer, 1999. p. 175.

transtornos de caráter e alguns sintomas somáticos, como tosse nervosa, dispneia e afonia. Dora já apresentava transtornos neuróticos desde a idade de 8 anos (problemas respiratórios). Aos 12, aparecem dores de cabeça, tosses nervosas e pigarreamento. As dores de cabeça desaparecem à idade de 16 anos, o resto persiste.

Com esse quadro de sintomas, Freud procurará confirmar a presença de um conjunto de condições, enunciadas desde *Estudos sobre a histeria* (1893-1895), para o aparecimento da histeria, como o trauma psíquico (que se organiza como um "corpo estranho" no interior do sistema de representações do sujeito), o conflito de afetos e a intervenção da esfera sexual.

Lembremos como a noção freudiana de trauma estava ligada à dinâmica ação/reação. Daí porque Freud falará que "a histérica sofre de reminiscências". Pois ela sofreria de lembranças traumáticas (em geral, ligadas à sexualidade) que não foram suficientemente ab-reagidas. Assim, podemos seguir a interpretação de Jean Starobinski:

> O distúrbio característico da histeria consiste em uma perturbação do mecanismo da resposta motora: esta, atrasada ou desviada, não pode ser efetuada adequada-mente, pelas vias e no tempo normais. Ao adotar esta concepção do comportamento histérico, Freud não se exclui da teoria bastante difundida que explicava a função cerebral a partir do modelo evidenciado pela experiência fisiológica do reflexo sensório-motor espinhal. O esquema do reflexo, para a época, é uma garantia de cientificidade.[7]

[7] STAROBINSKI, J. *Ação e reação*, Rio de Janeiro: Civilização Brasileira, 2003, p. 172.

Essa incapacidade de reação, que provoca a constituição de uma espécie de memória patológica, memória das reações não feitas e dos desejos não enunciados, será o índice principal de um evento traumático que espera resposta. Essa memória será o motor do sofrimento patológico portado pelo corpo histérico.

Levando isso em conta, tentemos reconstituir alguns momentos decisivos do caso Dora. A análise de Dora, que só dura três meses, se coloca inicialmente sob o signo da reivindicação dirigida ao pai. Dora reclama que o amor de seu pai lhe fora roubado pela ligação deste com uma amante, Guiseppina Zellenka (a "Sra. K"). Como em uma espécie de troca, ele a ofereceu às assiduidades do marido da amante, o Sr. K.

Freud recua então à idade de 14 anos para encontrar uma cena envolvendo o Sr. K e que poderia responder ao trauma que consolida o quadro histérico. Na ocasião, ele convidara Dora a ir à sua loja após uma solenidade religiosa. Enquanto Dora esperava que o Sr. K fechasse a loja, ele a agarrou e a beijou na boca. Tomada de profundo desgosto, Dora desvencilhou-se dele e fugiu por uma porta aberta. No entanto, ela nada diz sobre o incidente. Silêncio que indica ausência possível de reação. Um sintoma somático (uma alucinação sensorial) aparece: a pressão na altura do tórax. Freud deduz que tal pressão era a marca do sentimento da ereção do pênis do Sr. K quando este a apertou contra seu corpo.

Note-se como, neste caso, a natureza traumática do incidente está ligada ao despertar da sexualidade na idade madura, assim como ao encontro de si na posição de objeto de desejo sexual do desejo masculino. Há um problema ligado à assunção da feminilidade que assombra a histeria. Isso permite definir a experiência traumática não apenas como experiência do aparecimento de uma quantidade de excitação sexual que provocou desgosto no paciente. Trata-se, sobretudo, de afirmar que, na histeria, é impossível à mulher sustentar-se na posição feminina, ou talvez seja melhor dizer: é impossível à histérica lidar com os desafios próprios a toda e qualquer mulher que se sustenta na posição feminina.

Freud afirma que a excitação sexual que deveria aparecer nessa cena foi vivenciada por Dora como desgosto. Uma garota normal teria se excitado; alguém capaz de saber o que fazer com sua feminilidade teria se comportado sem maiores problemas, diz Freud. Mas, a princípio, a posição de Freud parece insustentável. Afinal, tudo se passa como se ele recebesse em seu consultório uma garota que sofrera assédio sexual, não tendo ideia melhor do que tentar convencê-la de que, afinal de contas, ela está apaixonada por seu agressor.

Note-se, no entanto, que a verdadeira ideia de Freud consiste em dizer que Dora não reage nem com uma excitação clara nem com um simples desgosto. A simples repulsa violenta ao assédio indicaria que ela nada quer do Sr. K. Mas isso não explicaria os sintomas somáticos, como a pressão no tórax, nem a perpetuação da relação. Tais sintomas são, ao menos para Freud, a marca de uma reação contraditória em que desgosto e excitação parecem investir o mesmo processo. Desta forma, o problema da natureza traumática da situação vem do fato de haver algo de profundamente contraditório que impede a ação.

Tal contradição encontra sua raiz na explicação freudiana desse desgosto como incapacidade de a histérica idealizar os órgãos sexuais, retirando-os de sua função excremental, cuja atração deve ser objeto de um recalque orgânico. Essa sobreposição entre duas funções de valor contrário (excitação sexual e excrementos), assim como o déficit de idealização, indica uma ambivalência insuperável entre desgosto e atração. Tal ambivalência é resultado direto de um recalque que não se realiza no caso da histeria. Ela não recalca a natureza aversiva dos órgãos sexuais através daquilo que Freud chama de "recalque orgânico" fundamentado no trabalho de valores morais como a vergonha, o que tem por consequência fragilizar uma organização da sexualidade centrada no primado genital[8].

A esse respeito, não escapa a Freud o fato de Dora ter um desgosto ligado à zona erógena bucal. Pois o corpo histérico é um corpo onde os prazeres específicos de órgão não se submeteram a uma experiência sexual centrada no prazer genital. Seu corpo é um peculiar corpo no qual as zonas erógenas e as pulsões parciais parecem não se submeter a uma representação da sexualidade ligada à genitalidade e, por isso, capaz de produzir a organização funcional de uma sexualidade em que seria possível a assunção de uma identidade de gênero.

O problema da corporeidade é central na histeria e explica por que sempre encontramos quadros históricos

---

[8]Daí a afirmação de que: "a relação histérica à sexualidade é caracterizada pela iminente e insuperável ameaça de contaminação que o excremental coloca ao sexual" (GEYNSKEN, T.; VAN HAUTE, P. *A non edipical psy-choanalysis*. Leuven University Press, 2012, p. 48).

com sintomas somáticos. Podemos mesmo dizer que Dora é histérica porque "tudo o que lhe acontece e lhe diz respeito começa a existir, para ela, por meio daquilo que fica marcado, como posições ou estados de seu corpo"[9]. Para elaborar sua identidade, Dora coloca em cena seu corpo, um corpo fragmentado no qual certas regiões parecem extremamente sensíveis por absorver toda a história de seu desejo. Isso apenas retoma uma intuição primeira de Freud e Breuer a respeito do caráter hiper-sensibilizado do corpo na histeria[10].

O relato de Freud nos permite perceber como, no caso de Dora, seus sintomas somáticos são ligados à oralidade (acesso de tosse, dispneia, asma nervosa, afonia). No fundo, eles revelam a inscrição, no corpo sexuado, de um modo de identificação e de demanda em relação ao pai (um grande fumante), o que não deixa de indicar a representação oral da relação sexual (felação) prevalente devido à impotência paterna, assim como os prazeres de chupeteadora (Dora chupou o dedo até a idade de 4 a 5 anos) na sua primeira infância e que estabelecem o gozo em uma área de cumplicidade com o pai.

Desta forma, o vínculo irredutível de Dora em relação ao pai traduz-se em uma recusa em aceitar certa mudança no estatuto de seu corpo na qual o gozo oral deveria se submeter a uma organização genital. Insistir na prevalência de seu gozo oral é uma forma de continuar a ser a filha de seu pai, e não a mulher de um homem. É o esquema geral da

---

[9]DAVID-MÉNARD, M. *A histérica entre Freud e Lacan*. São Paulo: Escuta, 1990, p. 41.
[10]GEYNSKEN, T.; VAN HAUTE, P. *A non edipical psy-choanalysis*. Leuven University Press, 2012.

doença mental como regressão que encontramos aqui. Mas note-se que *esse vínculo ao pai não indica necessariamente a ligação a um objeto, mas a um modo de gozo que Dora não quer abandonar, ou mesmo integrar*. Desse modo, podemos dizer que, se o beijo do Sr. K foi tão aversivo, é porque ele não termina aí. Ao contrário, ele funciona como certo empuxo para Dora deixar de vivenciar toda a história de seu desejo pela boca. A sensação do pênis ereto do Sr. K seria a prova desse fato. Daí porque o sintoma somático só poderia ser ligado a tal sensação.

UMA OUTRA MULHER

Se o problema da inscrição do corpo no interior de uma organização libidinal centrada na genitalidade pode aparecer como fundamento da histeria, isso nos explica por que a questão de gênero lhe é tão constitutiva. A histeria é uma patologia cuja questão central gira em torno da identidade de gênero, patologia que marca o sofrimento diante da assunção de um corpo marcado pela diferença sexual e sua genitalidade. Daí por que uma das características principais da histérica diz respeito ao modo de construir identificações que possam reforçá-la, por imitação, em uma posição feminina que aparece insistentemente em questão.

Sabemos como, desde os gregos, a histeria era uma "questão de mulheres, ou melhor, de parteiras"[11]. Hipócrates falava dos sintomas provocados pela "sufocação da matriz" e pela mobilidade do útero que, ao tocar outros órgãos, como o fígado, provocaria reações como a perda de voz e a lividez.

---

[11]TRILLAT, E. *História da histeria*, São Paulo: Escuta, 1986, p. 17.

Para manter o útero em seu lugar, o médico grego prescrevia a relação sexual e a gravidez. Algo não muito diferente encontra-se em Platão que, no *Timeu*, compara o útero a um ser vivo possuído pelo desejo de procriar e que se irrita quando permanece estéril durante muito tempo, "causando toda variedade de doença"[12]. Ou seja, a articulação entre histeria e sexualidade mostra-se como uma das correlações mais antigas da história da Medicina. Assim, mais do que um instaurador, Freud aparece como um peculiar restaurador ao insistir na etiologia sexual da histeria. No entanto, em seu caso, Freud insiste em tal etiologia para mostrar a necessidade da condução da paciente à assunção do lugar social que poderia determinar sua sexualidade.

É pensando em tais questões que devemos entender a tendência freudiana em interpretar o que se dá entre Dora, o casal K e seu pai a partir de um problema ligado à dinâmica das identificações. Vejamos este ponto com mais calma.

Dora sabe das relações entre seu pai e a Sra. K. Ela sabe também quão impossível era sua mãe não estar a par. No entanto, a figura materna aparece no caso marcada pelo desprezo do pai, pela falta de afeto em relação aos filhos, pela passividade e pela presença de sintomas obsessivos ligados à limpeza. Mesmo seu filho afirma que a presença da amante deve ser vista como uma dádiva, já que a mãe compreenderia muito mal o pai. Vemos assim como aparece uma mãe cujo desejo é destruído pelo pai, mãe que não se apresenta, no interior do núcleo familiar, como capaz de dar conta do desejo de um homem. Tal destruição do desejo materno

---

[12] PLATÃO. *Timée*. Paris: Pleiade, 1990.

provoca um problema no plano das identificações. Na questão sobre o que é uma mulher, a mãe não conta para Dora.

Tal perspectiva permite a Freud perguntar-se sobre a função da cumplicidade de Dora em relação a essa situação na qual se enredara. Freud lembra, por exemplo, como ela se ocupava dos filhos da Sra. K, como se procurasse facilitar os encontros do pai. Sua relação com a Sra. K chega a ponto de as duas dormirem juntas na mesma cama, à ocasião em que Dora se hospedava na casa dos K, à beira do famoso lago. De fato, é peculiar uma relação na qual uma garota dorme na cama da mulher que ela sabe ser a amante do pai.

Freud insiste que deve existir aqui a reatualização de um processo de identificações que não ocorrera de maneira satisfatória no interior do universo familiar nuclear. Ele acredita que tal identificação dizia respeito à relação entre Dora e a Sra. K. A função maternal de matriz identificatória será suplementada pela Sra. K.

No entanto, a partir da interpretação de Freud, essa seria uma maneira de ocupar o lugar da Sra. K diante de seu marido. Ele insiste várias vezes com Dora que ela está apaixonada pelo Sr. K. Como se um dos fundamentos da histeria fosse encontrado no fato de Dora ser incapaz de admitir e agir a partir da certeza de uma paixão que pareceria evidente a todos. A história dessa paixão que não se diz seria, aos olhos de Freud, o preço a pagar para transformar a histeria em uma história.

Poderíamos imaginar que o problema ligado ao reconhecimento de seu amor pelo Sr. K fosse de ordem moral (apaixonar-se por um homem casado). No entanto, ele é de outra ordem. Para Freud, há algo vinculado a certa maturação libidinal que não consegue se realizar. Primeiro, há algo no comportamento de Dora que parece impedir a realização do curso necessário das escolhas de objeto. Freud chega a afirmar que um dos traços característicos da neurose é a incapacidade de satisfazer as "exigências reais do amor". No caso de Dora, isso equivale a dizer, como foi dito antes, que a posição de ser objeto de desejo de alguém a quem ela amasse lhe aparecia como uma experiência insuportável. *Como se o desejo da histérica devesse permanecer, necessaria*mente, *em posição de insatisfação*, tema que Jacques Lacan explorou de modo sistemático em suas leituras sobre a histeria. No entanto, tal insatisfação do desejo na histeria indica problemas mais complexos. Uma das maneiras de compreender isso consiste em voltar-se à natureza da relação entre Dora e a Sra. K.

Sabemos como sua relação com a Sra. K, que Freud chega a chamar "inclinação homossexual", mostra como a relação enciumada a outra mulher reveste-se, para a histérica, de uma função formadora. Ela se serve da imagem de outra mulher para suplementar um modo de sustentar-se na feminilidade. Mas há um ponto fundamental pouco explorado pela posteridade psicanalítica. A Sra. K é o suplemento perfeito para Dora não porque ela seria a figura mais bem acabada da feminilidade "bem-sucedida", já que se colocaria como objeto do amor de dois homens que causam o desejo de Dora (seu pai e o Sr. K). Na verdade, a Sra. K é o suplemento perfeito porque, além de também sofrer de histeria e frequentar sanatórios, ela não tem mais relações sexuais com seu marido (ou de não gostar de tê-las, o que demonstram seus sintomas somáticos e suas dores de cabeça), preferindo ter (e isto não deixa de causar surpresa) um amante impotente, ou ao menos um amante com quem as relações sexuais resumem-se a felações. Ou seja, a Sra. K fornece para Dora uma imagem ideal que, ao mesmo tempo, é a assunção da feminilidade como lugar de constituição de um objeto para o desejo masculino e conservação da prevalência de um modo de gozo oral a respeito do qual Dora não quer abandonar. Sobretudo, a Sra. K não é, para Dora, uma ameaça em relação à oralidade de seu gozo. Desta forma, ela permite a constituição de uma via singular na qual seria possível a realização de si como objeto de desejo de um homem.

No entanto, algo disso se perde para Freud a partir do momento em que ele se coloca na posição daquele que enuncia para a paciente qual o objeto de seu desejo através da insistência em seu amor pelo Sr. K. Ele fornece, de maneira absolutamente expeditiva, a norma na qual o desejo da paciente deve se reconhecer. Não são poucas as vezes em que Freud corta qualquer possibilidade de elaboração, por Dora, de sua própria experiência afetiva ao nomear, em seu lugar, o objeto de seu desejo. Há algo de muito diferente entre a paciente elaborar, através de sua experiência, a nomeação do objeto de seu desejo e o analista nomeá-lo de forma normativa. Neste caso, a reação do paciente não pode ser vista como alguma forma de denegação, mas como a compreensão de que um objeto só advém necessário ao desejo quando se enuncia no interior da série de contingências que determinaram seu encontro. Assim, o objeto não é o mais importante, mas a rede de relações que construíram seu lugar.

A interpretação de Freud produz um curto-circuito na constituição de tal rede; ele bloqueia seu aparecimento e a elaboração singular de sua constituição (que poderia estar "naturalmente" em vias de se produzir). Se assumisse seu amor pelo Sr. K, Dora o amaria à maneira de Freud, e nunca à sua maneira. Como *o amor é a elaboração singular de um encontro contingente*, não seria incorreto dizer que Freud fez com que toda a paixão pelo Sr. K perdesse o sentido para Dora.

Freud precisa fazer isso para fornecer a Dora a história de seu desejo, uma história de conflitos edípicos não resolvidos. Mas talvez a história de Dora fosse outra, muito mais próxima de demandas não realizadas de reconhecimento e de construções bloqueadas por Dora não saber como afirmá-las.

SEM LUGAR

Insistamos ainda sobre outro ponto que nos auxilia na compreensão da natureza necessariamente insatisfeita do desejo de Dora. No decorrer da interpretação de Freud, Dora demonstra ter consciência da natureza da doença de seu pai. Ele era sifilítico, e tudo indicava que contraíra a doença antes do casamento. Sua mãe parecia ter sintomas ligados à transmissão da sífilis, como dores no ventre e leucorreia. Na dimensão fantasmática, Dora também se colocava como portadora desse vínculo com o pai, daí sua maneira patológica de vivenciar a sexualidade, em especial a sexualidade genital. Sua histeria poderia, assim, ser interpretada como sua maneira de participar da doença do pai: "Meu pai *estragou* a experiência da sexualidade", pensa Dora. "Ele produziu um vínculo indissociável entre sexo e doença. Minha maneira de ser a filha de meu pai, de assumir certa filiação, é perpetuando tal vínculo através da histeria." Jacques

Lacan afirmava que a impotência do pai era a chave do problema da histeria de Dora. Podemos seguir essa intuição afirmando que a impotência produzida pela sífilis mostra, para Dora, *como a força do desejo pode acabar por destruir a própria possibilidade de realização do desejo.*

Note-se como, neste sentido, a verdadeira coordenada social da histeria não aparece como os conflitos produzidos pela moral vitoriana do fim do século XIX com a consequente impossibilidade de enunciação do desejo sexual em sua verdade, ou seja, com a consequente impossibilidade do "falar franco" sobre sexo. Ao menos se seguirmos Dora, o problema da histeria está mais claramente ligado à incapacidade da figura paterna de dissociar sexo e destruição — ou, se quisermos ser mais clássicos, sexo e morte. A experiência do desejo sexual transmitida pela figura paterna não é tranquilizadora, mas é encarnação de um índice de perigo. Por isso, Dora não pode chegar perto demais da assunção de sua própria sexualidade. Ela deve, então, ficar em um ponto no qual interesse libidinal e gozo permanecem dissociados.

Lembremos como, quando tratada por Felix Deutsche 24 anos depois[13], Dora falará compulsivamente sobre sua frigidez e infelicidade conjugal ininterrupta. Ela reclamará do egoísmo dos homens e dirá não poder ter um segundo filho devido ao aspecto traumático das dores de parto que sentiu à ocasião do nascimento de seu primogênito. Os sintomas somáticos continuaram, acrescidos de outros ligados à audição e à constipação.

---

[13] DEUTSCH, F. *Apostila ao "Fragmento de análise de um caso de histeria", de Freud.* (mimeo), s/d.

Essa miséria afetiva ligada à assunção da heterossexualidade (frigidez, desgosto dos homens, experiência traumática do parto) não deve levar, necessariamente, a ver na homossexualidade uma possível vida afetiva melhor para Dora. Na verdade, a maneira dessexualizada com que a Sra. K aparece nas fantasias de Dora (como no sonho onde encontramos a associação entre a Sra. K e a *madona de Rafael*)[14] lembra como o problema histérico encontra-se não em alguma forma de confusão de gênero, mas na *dificuldade em aproximar vida afetiva e experiência de gozo sexual, qualquer que seja este gozo*.

Dora não é uma homossexual que se desconhece enquanto tal, mas alguém que não sabe qual é seu lugar como desejante. Ela não está no lugar errado, simplesmente não há lugar possível para ela. Ela está em lugar algum. Como dirá Lacan: "Dora não pode nada dizer sobre o que ela é; Dora não sabe onde se situar, nem onde está, nem para que ela serve, nem para que serve o amor."[15] Isso porque talvez seja correto dizer que Dora não sabe sequer o

---

[14] A figura da Madona parece esclarecer a natureza do conflito figurado no sonho. Enquanto mãe virgem, Maria fornece a imagem de um feminino sem sexo, profundamente idealizado e ancorado na maternidade. Note-se ainda que, no quadro de Rafael, Maria está ao lado de São Sixto e Santa Bárbara. Freud não explora esta via, mas Bárbara foi decapitada pelo próprio pai por abjurar a fé cristã. Para isolá-la do contato do mundo, o pai a trancara em uma torre. Mesmo sendo bela, ela recusava todos os pretendentes. Ao perceber a força de sua fé cristã, o pai a entregou ao prefeito, que mandou torturá-la, extirpando seus seios. Como nem isto abalou a fé de Bárbara, seu pai a decapitou. Ou seja, o quadro não deixa de se referir à destruição da filha pelo pai e à impossibilidade de o pai permitir à filha operar suas próprias escolhas.

[15] LACAN, J. (1969-1970) *Seminaire XVII*, Paris: Seuil, 1998, p. 146.

que pode significar uma identidade de gênero enquanto marcador de um circuito do desejo. Fato que Lacan percebeu muito bem ao afirmar que a histeria é uma questão enunciada da seguinte forma: "O que é uma mulher?"

Lacan insiste, em várias ocasiões, que a neurose organiza-se em torno de uma questão. Essa é uma maneira de dizer que certos sujeitos organizam suas vidas de maneira tal que, em vários momentos, uma mesma questão aparecerá polarizando os conflitos e mostrando como as respostas anteriores eram provisórias. O caráter neurótico da questão se encontra na impossibilidade de o sujeito suportar a ausência de uma resposta decisiva que lhe colocaria, de uma vez por todas, em uma posição existencial assegurada. Por isso, tais questões se transformaram em dispositivo de confrontação constante com o desamparo.

GÊNERO E CONTINGÊNCIA

Podemos compreender essa incapacidade de Dora em entender o que pode significar uma identidade de gênero lembrando que uma das bases da teoria freudiana da sexualidade é a suposta disposição humana à bissexualidade. Em um pequeno texto de 1908 intitulado *Fantasmas histéricos e a bissexualidade,* Freud afirma que um sintoma histérico corresponde necessariamente a um compromisso entre moções contraditórias, e que tal contradição pode corresponder à união de dois fantasmas libidinais de caráter sexual oposto. Ele lembra que não é raro encontrarmos sintomas de significação bissexual na histeria, o que explica por que, mesmo tratando uma das vertentes do sintoma, ele parece continuar irredutível por se apoiar na vertente sexual oposta.

Mas notemos um dado importante. Se a tese de Freud se refere a uma disposição geral, de base orgânica, à bissexualidade, há de se perguntar por que na histeria tal disposição aparece de maneira patológica, ou seja, por que essa dualidade é necessariamente vivenciada sob a forma de uma contradição insuperável e fonte de sofrimento psíquico. Uma resposta possível é: porque *a histérica não sabe o que é uma identidade de gênero*. Assim, sua dificuldade em aproximar vida afetiva e gozo sexual vem, entre outras coisas, do seu vínculo a uma noção de gênero fundada na impossibilidade de construções singulares da sexualidade capazes de integrar, na dimensão fantasmática, processos como, por exemplo, a disposição à bissexualidade.

A leitura fornecida por Lacan explora esse ponto ao afirmar que há duas vias identificatórias em Dora: a feminina (a mãe, a governanta, a Sra, K) e a masculina (o pai, o Sr. K, o próprio Freud). Essas identificações masculinas seriam marcadas pela agressividade e pela confusão narcísica, já que estão dispostas no nível imaginário (contrariamente às identificações femininas, que estariam no nível simbólico). Elas indicam rivalidade em relação a figuras masculinas (claramente presente na maneira depreciativa de Dora falar dos homens, nesta sua maneira de dizer que os homens não servem para nada), ao mesmo tempo que absorção de alguns traços imaginários (como o ato de fumar, a concorrência intelectual, entre outros) que constituirão seu Eu.

Poderíamos imaginar que Dora teria sido capaz de lidar melhor com sua histeria à medida que pudesse integrar suas reivindicações masculinas no interior de uma relação afetiva, o que exigiria um homem para quem tais reivindicações fosse ocasião de gozo, e não sinais de alguma forma de protestação viril ameaçadora. Isso só seria possível se Dora constituísse escolhas de objeto para além da série produzida pela identificação com o pai. Por outro lado, ela deveria integrar a forte tendência oral de seu gozo, resolvendo o "mistério de sua feminilidade corporal". Difícil imaginar que isso seria possível no interior de um casamento burguês do começo do século XX — o que implicaria aceitar que a pergunta sobre o que é uma mulher simplesmente não pode ser enunciada, já que sua resposta não está em uma elucidação, mas em uma construção.

Talvez a partir daí possamos entender uma afirmação central de Lacan: "A histérica quer o saber como modo de gozo, mas para fazê-lo servir à verdade, à verdade do mestre que ela encarna, enquanto Dora. E esta verdade é, para dizer de uma vez, que o mestre é castrado."[16] Ou seja, Dora não quer o gozo, mas o saber sobre a verdade da castração. Saber sobre como a via fornecida pelo pai (e por todo homem que entrar na mesma série de identificações paternas, como o próprio Freud tentou fazer — de onde se segue o problema fundamental de sua interpretação) encontra-se inutilizada, pois não há vida afetiva possível para ela aqui. No entanto, esse é um saber a respeito do qual ela não sabe o que fazer. Esse gozo histérico da castração termina necessariamente no infinito ruim do desvelamento da impotência do mestre, ou seja, revelação da incapacidade de certo tipo de homem saber o que fazer com o desejo de Dora. Tal gozo histérico se realiza apenas na satisfação neurótica de

[16]*Ibid.*, p. 110.

dizer e comprovar insistentemente que os homens nunca entenderam e nunca entenderão, nunca saberão reconhecer sua feminilidade em toda sua extensão.

Desse modo, a construção do feminino passa pela compreensão de que as posições heterossexuais são menos normativas, rígidas e coerentes do que certas teorias de gênero gostariam de nos fazer acreditar. Admitamos que na base da posição heterossexual há a ideia de que o desejo se deixa tocar pela diferença sexual, de que há uma experiência de diferença que é motor de gozo. No entanto, tal diferença não é apenas externa, mas interna à própria identidade subjetiva. Como se no interior de uma identidade de gênero houvesse uma forma de gozo que é abertura à experiência da diferença, que é marca dos objetos e posições que foram abandonadas na constituição de uma identidade de gênero e na definição de escolhas heterossexuais de objeto.

No entanto, nada impede que um objeto de escolha heterossexual possa, muitas vezes, aparecer como aquele que permite a construção de um arranjo singular no qual disposições ligadas a esses objetos abandonados encontrarão abrigo. Na verdade, essa é uma experiência bastante comum e trivial, já que a procura por tal construção é simétrica, ela perpassa os dois sujeitos presentes nas relações heterossexuais. Assim, não há a necessidade de aceitarmos que "a identificação de gênero é uma forma de melancolia na qual o sexo do objeto proibido é internalizado como uma proibição"[17]. A identificação de gênero não é uma forma de melancolia. Essa crença

---

[17]BUTLER, J. *Gender trouble: feminism and the subversion of identity*, New York: Routledge, 1999, p. 80.

é, na verdade, uma posição histérica por excelência, ou seja, é a histérica quem vivencia tal forma de melancolia de gênero. Na verdade, a identificação de gênero pode aparecer também como convite à construção singular de experiências de encontros afetivos contingentes.

Isso demonstra como, quando a histeria desaparece do quadro clínico, há uma dimensão do sofrimento psíquico que deixa de ser tematizada. *Sem a histeria, perdemos a possibilidade de tematizar como os sujeitos sofrem por não serem capazes de articular identidade de gênero e contingência* (no caso de Dora, a contingência de sua oralidade e da forma peculiar de inscrever sua bissexualidade).

Lembremos, por fim, como, no quadro psiquiátrico atual, sintomas antes associados à histeria aparecem nos transtornos de personalidade histriônica, com seu "padrão global de excessiva emotividade e comportamento de busca de atenção", sua "dramaticidade, teatralidade e expressão emocional exagerada"

(DSM-IV, 2002, p.664-665)[18]. Assim, a sustentação imaginária dos traços de caráter na histeria perde sua etiologia para deixar advir um problema em si. Operação possível apenas se aceitarmos este exercício bisonho de definição normativa do que pode vir a ser uma "emotividade excessiva" (e, por consequência, uma "emotividade adequada"),

---

[18]Tal transtorno é responsável por algumas das aproximações mais rasteiras da psiquiatria em relação à psicologia popular. Veja, por exemplo, colocações como: "Eles empenham-se excessivamente em impressionar os outros com sua aparência e despendem tempo, energia e dinheiro excessivos para se vestir e arrumar" (DSM-IV, 2002, p.665). Como se vê, uma rica descrição psiquiátrica.

uma "dramaticidade exagerada". Há de se perguntar o que é uma "dramaticidade normal", a não ser, simplesmente, aquilo que, como diz o DSM IV, não "embaraça amigos e conhecidos por uma excessiva exibição pública de emoções". Ou seja, aquilo que responde a critérios fluidos de assentimento social.

Outros traços ligados à histeria aparecem hoje como transtornos de somatização e transtornos conversivos. A etiologia ligada aos problemas relativos à maturação do corpo libidinal e à construção da experiência da sexualidade desaparece. Em seu lugar temos o transtorno de somatização como "padrão de múltiplas queixas somáticas recorrentes e clinicamente significativas" fundado sobre a bricolagem arbitrária de "quatro sintomas dolorosos, dois sintomas gastrintestinais, um sintoma sexual e um sintoma pseudoneurológico" (há de se perguntar, por que um sintoma sexual e não dois? Por que quatro sintomas dolorosos e não três?). Desta forma, perde-se mais uma vez a capacidade de pensar como o corpo é capaz de mostrar identidades de gênero como fonte de sofrimento. Por essas e outras razões, reconhecer a permanência funcional da histeria é algo que aparece como justificável.

CARLA RODRIGUES

IDENTIFICAÇÃO, IDENTIDADE, IDENTITÁRIO E ALGUNS MAL-ENTENDIDOS

Chama-se unheimlch *a tudo que permaneceu em segredo, escondido, em latência, e que veio à tona.*

F. Schelling[1]

INTRODUÇÃO

A recente edição de *Das Unheimliche*, com sua proposta de tradução por "infamiliar", será minha inspiração para começar retomando de Freud[2] a ideia de que há algo na experiência humana que é, ao mesmo tempo, conhecido

---

[1]SCHELLING, F. *Philosophie der Mytologie*, citado por FREUD, S. (1919). *O Infamiliar* [Das Unheimliche]. Tradução Ernani Chaves e Pedro Heliodoro Tavares. Coleção Obras Incompletas de Freud, coordenação Gilson Ianini. Belo Horizonte: Autêntica, 2019, p. 118.
[2]*Ibid.*

e estranho, tranquilizador e inquietante, familiar e infamiliar: "O infamiliar é uma espécie de aterrorizante que remete ao velho conhecido, há muito íntimo."[3] Menos uma combinação de elementos opostos, mais complementos que podem marcar a nossa relação com objetos, haveria na noção freudiana uma espécie de gradação capaz de tornar cada vez mais estranho aquilo que nos é mais familiar, produzindo o infamiliar de que nos fala a nova proposta de tradução de Ernani Chaves e Pedro Heliodoro Tavares. Pretendo circular em torno de três significantes — identificação, identidade e identitário — a fim de pensar suas infamiliaridades e seus usos tanto em teorias psicanalíticas como em certa filosofia de matriz pós-estruturalista. Em cada um desses campos, os termos estão destinados a designar noções distintas, porém próximas. Produzem, assim, pontos de contato e atrito, de aproximação e distância, de mal entendidos que se cristalizam em resistência à conversa e aos encontros (im)possíveis.

QUEM, NÓS?

Começo recorrendo a uma passagem em que o filósofo Jacques Derrida se vale do significante "identificação" a fim de se distanciar da noção de identidade tal como esta é compreendia na tradição. Minha intenção é muito singela: exemplificar como Derrida está mobilizando as definições de identidade e de identificação no campo da filosofia. Por mais infamiliar que sua filosofia seja do pensamento de

[3] *Ibid.*, p. 33.

Jacques Lacan, ele não está se referindo aos conceitos da teoria psicanalítica[4]:

> No seu conceito corrente, a anamnese autobiográfica pressupõe a *identificação*. Justamente, não a identidade. Uma identidade não é nunca dada, recebida ou alcançada, só se suporta num processo interminável, indefinidamente fantasmático, de identificação. Qualquer que seja a história de um retorno a si ou a sua própria casa, no "caso" da própria casa (caso, como casa), que isso seja uma odisseia ou um *Bildungsroman* [romance de formação], de qualquer maneira que se fabule uma constituição de si, do *autos*, do ipse, se figura sempre que aquele ou aquela que escreve já deve saber dizer eu. Em todo caso, a modalidade identificatória já deve estar de agora em diante garantida: pela língua e na língua.[5]

Meu recurso ao pensamento de Jacques Derrida será também um retorno ao tema que discuti no mestrado e no doutorado[6] e que, portanto, me é (in)familiar: os limites da

---

[4]Considero um dado biográfico significativo que, ao migrar da Argélia para a França, Derrida tenha "traduzido" para o francês seu nome de batismo. Do Jackie original escolhido por seu pai, ele passou a se chamar Jacques, o que pode ter inúmeras interpretações, sendo a necessidade de assimilação à cultura francesa a mais óbvia (PEETERS, 2010). Ter se tornado, com a mudança, um homônimo de Jacques Lacan pode não ser só uma anotação de pé de página nessa longa história de identificação entre desconstrução e psicanálise.
[5]DERRIDA, J. *Le monolinguisme de l'autre ou la prothèse d'origine*. Paris: Galilée, 1996, p. 53.
[6]RODRIGUES, C. O sonho dos incalculáveis: coreografias do feminino e do feminismo a partir de Jacques Derrida. Dissertação de mestrado, Filosofia, PUC-Rio, 2008. RODRIGUES, C. Rastros do feminino: sobre ética e política em Jacques Derrida. Tese de doutorado, Filosofia, PUC-Rio, 2011.

concepção de sujeito na filosofia moderna e seu questionamento a partir das críticas que se estabeleceram no pensamento europeu do século XX, mais acentuadamente no pós-guerra. O debate que estabeleci então dizia respeito à compreensão derridiana de identidade como ipseidade, como Eu idêntico a si mesmo, fechado à alteridade, suposição de uma certa concepção ontológica do sujeito da/na filosofia. Localizei, no Derrida dos anos 1970, uma tentativa de pensar o sujeito para além do sujeito ontológico, este constrangido a uma ipseidade.

Meu interesse era a pergunta "quem, nós?", formulada por Derrida[7] na sua crítica ao humanismo como aquilo que funciona para delimitar quem cabe ou não na categoria de humano. Articulei ainda como esta questão foi seguida muito de perto pelas críticas de Judith Butler a um certo feminismo humanista, indicado na interrogação: "Por meio de que exclusões se construiu o sujeito feminista e como esses domínios excluídos retornam para assombrar a 'integridade' e a 'unidade' do *nós, feministas*?"[8] [9]

---

[7] DERRIDA, J. *Marges de la philosophie*. Paris: Minuit, 1972. [*Margens da Filosofia*. Tradução Joaquim Torres Costa e António M. Magalhães. Papirus : Campinas, SP : 1991].

[8] BUTLER, J. Fundamentos contingentes: o feminismo e a questão do pós-modernismo. Tradução Pedro Maia Soares. *Cadernos Pagu*, n. 11, 1998, p. 24, grifo meu.

[9] No debate sobre a violência do "nós, humanos", segui muito de perto a argumentação do meu orientador, Paulo Cesar Duque-Estrada, notadamente em DUQUE-ESTRADA. Derrida e a crítica heideggeriana do humanismo. In: NASCIMENTO, E. (Org.). *Jacques Derrida: pensar a desconstrução*. São Paulo: Estação Liberdade, 2005. Observo que o problema que articulo entre Derrida e Butler permanece na filosofia de ambos, e se é verdade que se acentua na obra de Butler a partir dos anos 2000, não parece possível, no entanto, separá-lo das questões que animam *Problemas de gênero* e seus livros subsequentes. Para mais sobre como

Para Derrida, estava em jogo a ideia de que o reconhecimento da constituição do sujeito a partir da sua relação com a alteridade radical não representa o fim de um "eu idêntico a si mesmo", mas apenas a admissão que este "si" nunca pôde se representar, de modo que este "eu mesmo" se faz presente como assombrado, como fantasmático (novamente aqui posso observar o compartilhamento de vocabulários em comum entre teorias psicanalíticas e filosofias pós-estruturalistas). A fim de sustentar seu argumento da impossibilidade do "eu enquanto tal", Derrida propõe um deslizamento da identidade do sujeito ontológico para a noção de identificação, termo que se aproxima de processo, de um devir em permanente movimento. Talvez seja mesmo possível dizer que se trata não mais de uma identidade, mas de uma identidade em *différance*[10]. Esse é só um dos caminhos a percorrer para trazer a noção de identificação na filosofia de matriz pós-estruturalista, que tem como intenção acentuar o *diferindo/diferenciando* contido — e recalcado — na noção de identidade tal qual compreendida na tradição filosófica.

Retornando ao trecho de Derrida, observo que faço um corte lógico na citação no momento em que ele escreve: "Garantida pela língua e na língua." Isso porque, no seu

---

Butler articula o gênero com questões ético-políticas, permito-me referir a RODRIGUES, C. Para além do gênero: anotações sobre a recepção da obra de Butler no Brasil. *Revista Em Construção*, Uerj, Dossiê Gênero e Conhecimento: saberes localizados e poder. n. 5, 2019.
[10]DERRIDA, J. *Marges de la philosophie*. Paris : Minuit, 1972. [*Margens da Filosofia*. Tradução Joaquim Torres Costa e António M. Magalhães. Papirus : Campinas, SP : 1991].

conjunto, o texto de Derrida é um debate sobre língua, identidade e violência da formação do Estado-nação, a partir de uma perspectiva autobiográfica de um jovem judeu argelino que perde o direito à cidadania francesa durante a Segunda Guerra. Apenas nesse ponto citado por mim o problema da língua se articula com o da identificação, permitindo-me argumentar que, se fosse possível apropriar-se da própria língua, talvez fosse também possível ter uma identidade própria, inabalável, centrada. Ter e não ter uma língua — em analogia à (im)possibilidade de ter uma identidade — pode ser também ter apenas uma promessa que se anuncia, mas não se completa. Ter uma língua materna e estrangeira *ao mesmo tempo* passar a se fazer com a língua uma experiência infamiliar. Perguntar pelo "quem, nós?" é um modo de interrogar o que compartilhamos quando compartilhamos "a mesma" língua, cujo paradoxo é ser minha e do outro.

IDENTIFICAÇÕES

Sabemos que a concepção de sujeito que se forma a partir da relação com o outro da qual se vale a filosofia é cara à teoria psicanalítica pelo menos desde a descoberta freudiana do inconsciente ("o eu não é senhor de sua própria morada"), e mais acentuada quando Lacan — em interlocução com os estudos de Hegel na França e com o estruturalismo —, propõe pensar o inconsciente estruturado como linguagem. Mesmo que se modifique com o passar do tempo, a proposição lacaniana se manterá pelo menos nesse ponto em que ser sujeito da linguagem será aquilo que resiste ao fechamento de um eu idêntico a si mesmo. Desde Freud, a identificação é conhecida "como a mais antiga manifestação de uma ligação afetiva a uma outra pessoa"[11]. Identificação aqui é o laço que o sujeito estabelece com o outro para se constituir como "eu".

Freud foi um pensador indispensável para que, primeiro Lacan, depois Derrida, desenvolvessem sua obra. Ambos fizeram um movimento de retorno a Freud, cada um a seu modo e ao seu tempo: o de Lacan anunciado no seu *Discurso de Roma*[12] e uma variável constante no seu ensino; o de Derrida pela via de sua interlocução muito próxima com Louis Althusser ainda na sua fase de formação. Menciono Freud como um ponto em comum e de atrito entre os dois Jacques seguindo o argumento de que eles compartilham uma proximidade distante na leitura de Freud. Primeiro sigo Hurst, para quem Lacan e Derrida são como irmãos e "ambos matam e recuperam o pai Freud, reinventando-o"[13], para depois reforçar essa percepção com trabalho mais recente de Isabelle Alfandary: "A leitura que Jacques Derrida faz de [Jacques] Lacan pode ser interpretada como uma tentativa de defender a herança freudiana, disputada entre eles."[14] Encontrei nessa autora uma proposição muito semelhante à minha, a de que a noção de *différance* funciona

---

[11] FREUD, S. (1921) Psicologia das massas e análise do eu. In: FREUD, S. *Psicologia das massas e análise do eu e outros textos*. Tradução Paulo César de Souza. São Paulo: Companhia das Letras, 2011, vol. 15, p. 60.
[12] LACAN, J. (1953) O discurso de Roma. In: LACAN, J. *Outros escritos*. Rio de Janeiro: Jorge Zahar Ed., 2003, p. 139-172.
[13] HURST, A. *Derrida vis-à-vis Lacan*. Interweaving Deconstruction and Psychoanalysis. Nova York: Fordham University, 2008, p. 373.
[14] ALFANDARY, I. *Derrida-Lacan*. L'écriture entre psychanalyse et déconstruction. Paris: Hermann **Éditeurs**, 2016, p. 17.

como o objeto *a* da filosofia de Derrida[15]. Nisso que resiste à assimilação pelo sujeito estaria a diferença na identidade, usando o vocabulário de Derrida, e à identificação, se eu quiser escrever como Lacan.

[15] O termo *differánce* foi usado por Derrida em algum momento dos anos 1960, de tal forma que se torna tarefa impossível a seus leitores marcar sua origem ou sua primeira vez. Até que, em 1968, o filósofo dedica uma conferência a explicar o "a" da *différance*, produzindo um deslizamento em relação ao significante original, *différence*, embora se mantenha sonoramente igual. Há, segundo o autor, um feixe de influências para a elaboração dessa noção, entre as quais eu destacaria Hegel e Freud, de quem Derrida toma a forma de pensar a temporalidade do inconsciente, não submetida à cronologia presente-passado-futuro. Com isso, Derrida quer apontar para a impossibilidade de origem, ou de origem como não-origem, primeira vez já como repetição, o que se assemelharia à impossibilidade de localizar a origem do trauma, ou o trauma "em si", lançando o sujeito numa experiência de "repetir, recordar, elaborar". Desde suas primeiras pesquisas, Freud é mobilizado por Derrida na sua contraposição à concepção de linguagem em E. Husserl, autor sobre quem faz seu mestrado e doutorado. O problema reaparece em Gramatologia (1967), livro que faz com que ele seja convidado a falar sobre a sua relação com a teoria psicanalítica, o que resultou na conferência "Freud e a cena da escritura". Para mais sobre a operação da *différance* no pensamento de Derrida e sobre a relação com Freud, ver DERRIDA, J. Excerto de Introdução à Origem da Geometria. Tradução Carla Rodrigues. *Revista Em Construção*, Uerj, número 3, pp. 63 – 73, 2018; SAFATLE, V. Être juste avec Freud: la psychanalyse dans l'antichambre de De la grammatologie." In: MANIGLIER, P. (org.) *Le moment philosophique des années 1960 en France*. Paris: PUF, 2011. ["Fazer justiça a Freud: a psicanálise na antessala da Gramatologia." Tradução Ana Luiza Fay. In: HADDOCK-LOBO, R. et ali (org). *Heranças de Derrida – da linguagem à estética*. Volume 2. Rio de Janeiro: NAU Editora, 2014]; RODRIGUES, C. A literatura entre Derrida e Lacan: dentro e fora das relações de poder. Viso – Cadernos de Estética Aplicada, número 13, 2013; RODRIGUES, C. *Mémoriser, mémorisant, me-demeurant: du transcendantal au quasi transcendental*. Trabalho apresentado no VIII Encontro Internacional da Sociedade de Psicanálise e Filosofia/SIPP. UFMG-USP, 2015.

No seminário 9, *A identificação*, Lacan retoma de Freud a noção de identificação a fim de modificá-la, mas não completamente. "A identificação não é simplesmente 'fazer um'", diz Lacan na aula de 6 de dezembro de 1961, o que tomo a liberdade de aproximar do que, décadas depois, Derrida escreve, em sua (in)familiaridade com a teoria psicanalítica, acerca do "processo interminável, indefinidamente fantasmático, de identificação". Em seguida, no seminário 10, o psicanalista vai retornar à noção de *Unheimliche* como signo de angústia, já presente no texto freudiano, para introduzir a figura do toro, cuja topologia é uma esfera com dois furos. É com essa formalização em toro que Lacan propõe um deslizamento da noção de identificação que, embora constante, "torna-se também elástica, flexível e deformável"[16].

Como se não fossem poucos os problemas em relação ao uso do significante identificação, ainda considero preciso dizer que, na teoria psicanalítica, "identidade" é aquilo que faz grupo, é onde se apaga a singularidade do sujeito em nome da formação de um coletivo: os homens, as mulheres, os alunos, os professores, os psicanalistas, os negros, os pobres. Já na perspectiva da filosofia política contemporânea, essa coletividade que pretende formar um todo unívoco será chamado "identitário", tendo o termo "identidade" ficado reservado para definir certo conceito de sujeito. Nuances e distinções entre o uso dos mesmos termos entre os autores é importante para o meu argumento

---

[16]PRADO, I. B. Uma leitura do seminário *A identificação*: pelo viés da angústia. In: *Escola Letra Freudiana. Identificação*. Ano XXXVI, número 49, 2017. p. 112.

de que, sem que filosofia pós-estruturalista e psicanálise explicitem o que estão pretendendo dizer quando usam significantes como "identificação", "identidade" e "identitário", o que se produz é um conjunto de mal-entendidos que, como pretendo argumentar a seguir, reproduz-se no debate entre teorias psicanalíticas e teorias feministas de matriz pós-estruturalista.

PERTURBAÇÕES NO/DO GÊNERO

Publicado nos Estados Unidos nos anos 1990, *Gender trouble*, de Judith Butler, anuncia desde o seu título o que pretende: perturbar, criar problemas ao conceito de gênero[17] tal qual ele estava estabelecido nas teorias feministas e, como indica o subtítulo, pensar a relação entre "feminismo e subversão da identidade". Escreve ela no prefácio à reedição da obra dez anos depois:

> Minha perspectiva era e permanece sendo a de que qualquer teoria feminista que restrinja o conceito de gênero nas pressuposições de suas próprias práticas configura normas de exclusividade de gênero dentro do feminismo, por vezes com consequências homofóbicas. A mim parecia, e ainda parece, que o feminismo precisa ser muito cuidadoso em

---

[17] A palavra "trouble" vem do francês arcaico, truble, que pode significar também estado de agitação, perturbação, o que está dentro dos objetivos do livro de Butler, *Gender Trouble*. Para mais sobre a história do conceito de gênero na teoria feminista, permito-me referir a HEILBORN, M. L.; RODRIGUES, C. Gênero: breve história de um conceito. Vitória da Conquista: Aprender – *Cadernos de Filosofia e Psicologia da Educação*, Ano XII, Número 20, 2018, p. 9-21.

não idealizar certas expressões de gênero que, por sua vez, produzem novas formas de hierarquia e exclusão.[18]

Ainda trabalhando com esse prefácio à segunda edição de *Gender Trouble*, observo que ali Butler explica sua proximidade com o pensamento pós-estruturalista de um modo que me permite fazer uma leitura interessada ao contexto deste artigo: "Meu ponto não era 'aplicar' o pós-estruturalismo ao feminismo, mas submeter essas teorias a uma reformulação específica do feminismo."[19] Reformulação essa que, como já escrevi em outros lugares, rebaixa a importância do conceito de gênero em pelo menos duas direções: afirmar a necessidade de rever seu binarismo e, com isso, caminhar em direção à crítica da heteronormatividade; pensar o gênero como mais um dos marcadores de discriminação, associado a inúmeros outros que nos levariam a isso que chamo "interseccionalidade radical". Para alcançar esse segundo alvo, era preciso ampliar a política identitária feita em nome de categorias unívocas ("mulheres", "lésbicas", "gays"), movimento que Butler faz tomando emprestada do pós-estruturalismo a crítica da identidade[20].

[18]BUTLER, J. *Gender trouble: feminism and the subversion of identity*. Nova York: Routledge, 1999. 2ª. Ed., p. viii.
[19]*Ibid.*, p. ix.
[20]Seria possível enumerar as interlocuções que Butler estabelece com a teoria psicanalítica, de Freud a Lacan, passando ainda por Jean Laplanche e Melanie Klein. Se decidi me concentrar na marca pós-estruturalista de sua filosofia foi por acreditar que os ruídos em torno do uso do conceito de gênero na psicanálise têm, entre muitas origens, isso que estou chamando de mal entendidos conceituais.

Foram percepções como essa que me aproximaram do pensamento de Judith Butler no início dos anos 2000 e me levaram a pensar em alguns dos problemas da recepção de sua obra no campo acadêmico e ativista no Brasil[21]. Um dos pontos que gostaria de observar aqui são alguns mal entendidos na sua abordagem ao conceito de gênero, ao qual ela faz uma crítica potente num momento em que os feminismos se deparavam, pelo menos no contexto norte-americano onde Butler estava escrevendo, com discursos conservadores. Seu problema é com a noção restritiva de identidade, e aqui acho que posso dizer que Butler estaria se afastando tanto da identidade como característica ontológica do sujeito quanto como categoria psicanalítica de formação de um grupo unívoco.

Antes de avançar em direção a outras questões pensadas por Butler, gostaria de trazer uma citação da filósofa inglesa Denise Riley, com quem Butler dialoga em boa parte de sua obra[22]. Butler cita Riley, ainda que de modo breve, logo nas primeiras páginas de *Problemas de gênero*. Riley acabara de publicar "Am I that name?"[23], recuperando a interrogação da abolicionista negra Sojourner Truth (1851):

---

[21] RODRIGUES, C. "Para além do gênero: anotações sobre a recepção da obra de Butler no Brasil." Revista Em Construção, Uerj, Dossiê Gênero e Conhecimento: saberes localizados e poder. n. 5, 2019.

[22] Além da citação em *Problemas de gênero*, Butler dedica um de seus livros a Denise Riley: "Sem o seu pensamento eu não teria tido muitas das minhas próprias ideias" BUTLER, J. *Senses of subject*. Fordham University Press, 2015.

[23] RILEY, D. *"Am I that name?" Feminism and the Category of "Women" in History.* Basingstoke, UK: Macmillan, 1988.

"Eu não sou mulher?"[24] A pergunta vinha acompanhada do problema de as mulheres negras, associadas ao trabalho braçal da escravidão, não poderem se identificar como frágeis e, portanto, não serem reconhecidas como mulheres, já que fragilidade seria uma característica específica das brancas. Riley desloca a pergunta original, formulada no contexto do debate sobre escravidão, para uma questão que considero muito próxima da teoria psicanalítica: "Não sou uma identidade flutuante?" A esta questão, Butler se alinha quando argumenta que a recusa da identidade "mulheres" seria necessária para o feminismo. A essa questão também me alinho no esforço de pensar para além das diferenças de gênero como marcador da hierarquia das relações sociais entre homens e mulheres.

A prática política dos anos 1960/70 apontou para um problema: a necessidade de deslocamento do conceito de mulher — que, no singular, garantiria unidade — para mulheres, cujo plural poderia tentar abarcar diferenças irredutíveis: brancas e negras, ocidentais e orientais, ricas e pobres, heterossexuais e lésbicas, apenas para ficar com os exemplos mais óbvios. Riley e Butler chegam nessa conversa

---

[24]Em maio de 1851, Sojourner Truth fez um discurso na Convenção dos Direitos das Mulheres, realizada em Ohio, EUA. Essa fala foi editada por Frances Dana Gage, uma das organizadoras do encontro, intitulada *Ain't I a Woman?*, e publicada em 1863 no jornal New York Independent. Mais recente é a publicação da biografia *Sojourner Truth: Ain't I a Woman?*, em que os autores recuperam a questão como fio condutor da narrativa da trajetória de vida de Truth (McKISSACK, P.; McKISSACK, F. *Sojourner Truth: "Ain't I a Woman?"*. Scholastic Editions, 1994. 2a. ed., 2016). As tensões entre feministas brancas e negras talvez sejam ainda mais antigas do que a fala de Truth denuncia.

com o argumento de que apenas substituir "mulher" por "mulheres" era insuficiente:

> [...] 'mulheres' é uma coletividade volátil, na qual as pessoas do sexo feminino podem ser posicionadas de formas muito diferentes, a aparente continuidade do sujeito 'mulheres' não é estável; 'mulheres' como coletividade é sincronicamente e diacronicamente errático, enquanto que para o indivíduo, 'ser mulher' é também inconstante, e não tem base ontológica de sustentação.[25]

Estamos de volta ao tema da ontologia e sua relação com a sustentação de uma identidade, termo aqui usado no seu sentido mais filosófico possível. No argumento de Butler, muito próximo ao de Riley, há um problema em fazer política feminista supondo uma estabilidade da identidade "mulheres". Tornar-se sujeito, dirá Butler, é também tornar-se interseccionalizado por diferentes marcadores de discriminação, de tal modo que o "ser" se desloca do seu fundamento ontológico para uma característica relacional:

> [...] Se alguém "é" uma mulher, certamente isso não é tudo que a pessoa é; o termo fracassa ao tentar ser exaustivo, não porque a pré-generificação de uma "pessoa" transcende a parafernália específica do seu gênero, mas porque gênero não é sempre constituído de forma coerente e consistente

---

[25]RILEY, D. *"Am I that name?" Feminism and the Category of "Women" in History.* Basingstoke, UK: Macmillan, 1988, p. 2, tradução minha.

em contextos históricos diferentes, e porque gênero faz intersecção com com modalidades raciais, classistas, étnicas, sexuais e regionais de identidades discursivamente constituídas. Resulta que se tornou impossível separar a noção de "gênero" das intersecções políticas e culturais em que invariavelmente ela é produzida e mantida.[26]

Quando Butler está pensando em "intersecção", tem como objetivo fazer com que o feminismo não seja feito *apenas* em nome da mulher e que o gênero seja *apenas* um dos fatores que participa da constituição de um sujeito, reivindicação política que pode ter desdobramentos clínicos, na medida em que, retomando o debate proposto por Derrida em relação à categoria sujeito, não é possível encontrar o fundamento do sujeito universal abstrato — e incorpóreo, como acrescentará Butler — sem perceber o seu mecanismo de exclusão. No deslocamento do sujeito abstrato para sujeitos e sujeitas marcados/as não apenas por gênero, mas também raça, classe, lugar de moradia, religião, local de nascimento etc — sobretudo etc —, seria possível pensar uma psicanálise interseccional porvir? Importante lembrar que a interseccionalidade é o modo com o qual Butler vai tentar uma saída para nem fazer *apenas* política identitária, nem concordar com o diagnóstico de um mero retorno à luta de classes como estratégia política. Com a interseccionalidade, trata-se de pensar a política a partir da reivindicação de reconhecimento a todo sujeito cujo

---

[26]BUTLER, J. *Gender trouble: feminism and the subversion of identity*. Nova York: Routledge, 1999. 2ª. ed., p. 4-5, tradução minha.

corpo estiver marcado por vulnerabilidade, precariedade e subalternidade.

CONSIDERAÇÕES FINAIS

Por fim, o que soava inquietante há trinta anos hoje parece quase óbvio: a heteronormatividade impõe formas de vida que afastam o sujeito da possibilidade de não ceder sobre o seu desejo, termo que opero de modo ambíguo, seja como desejo sexual fora da norma, seja o desejo sem o qual não há, pelo menos para uma certa psicanálise lacaniana, a possibilidade de encontro entre sujeito e ética. Haveria aqui pontos de contato possíveis, sem pretender "fazer um"? De um lado, há psicanalistas que supõem "o" feminismo como uma totalidade unívoca, ativismo em defesa dos direitos da mulher, dissociado de um amplo conjunto teórico-filosófico que se constitui a partir da prática política e se dá a partir de contradições internas que nos animam. De outro lado, há teóricas feministas que supõem "a" psicanálise como uma totalidade unívoca, dissociada de um amplo conjunto teórico que se constitui a partir da prática clínica e se dá a partir de contradições internas que nos animam.

É proposital a minha localização como parte dos dois campos teóricos — feminismo e psicanálise —, situando-me, portanto, como filósofa, ativista feminista, pesquisadora de teoria psicanalítica, analisante atravessada pelo discurso analítico. A partir dessas intersecções e nos diversos mal-entendidos dessas conversas, há, acredito, potências de pensamento a serem retomadas de parte a parte. O excesso de proximidade talvez produza experiências de infamiliaridades. "Eu só tenho uma língua, e essa língua não é minha", a aporia derridiana que lança o sujeito numa experiência de permanente tradução, pode se aproximar da aporia lacaniana "não há relação sexual" do seminário XX, duas formulações de reconhecimento da impossibilidade de encontro com o outro. Produzir a potência dos desencontros talvez seja o que resta fazer, ou talvez seja o que fazer com o resto não assimilável das experiências de identificação.

PATRICIA
PORCHAT

O GÊNERO DO ESPELHO: VERDADES E FICÇÕES DA IDENTIDADE

Identidade não é um conceito freudiano, mas é um termo que Freud utiliza em 1926, no discurso dirigido aos membros da Sociedade B'nai B'rith, por ocasião de seu aniversário de setenta anos. Freud se refere àquilo que o liga ao judaísmo:

> muitas forças afetivas obscuras, tanto mais poderosas por mal admitirem a expressão em palavras, assim como a clara consciência da identidade interior, a "cumplicidade" da mesma construção psíquica[1].

Em alemão, Freud usa o termo *Identität: die klare Bewusstheit der inneren Identität* (a clara consciência da

---

[1] FREUD, S. (1926) Discurso na sociedade B'nai B'rith. In: FREDU, S. *Obras completas*, volume 17. São Paulo: Companhia das letras. pp. 369-370, 2014, p. 369.

identidade interior). Freud continua essa passagem no texto, dizendo que logo lhe vem a percepção, a convicção, (*conviction*, na tradução francesa) (*Einsicht*, na versão original em alemão), de que deve à sua natureza judia duas qualidades que lhe são indispensáveis: ser livre de preconceitos que limitam outros homens no uso do intelecto e estar pronto a passar à oposição e a renunciar a um acordo com a "maioria compacta" (maioria silenciosa, na tradução francesa).

A identidade da qual Freud tem uma consciência interior é a de ser judeu. É assim que ele se percebe, é sua crença, é uma convicção. Encontramos outras três passagens em relação à sua identidade judaica que, embora não usem o termo "identidade", valem a pena ser mencionadas. A primeira é por ocasião de sua estada em Paris com Charcot. Freud escreve uma carta a Martha, sua futura esposa, em 2 de fevereiro de 1886:

> Somente no fim da noite (em casa de Charcot), comecei uma conversa política com Gilles de la Tourette na qual ele profetizou a mais terrível das guerras com a Alemanha. Eu o fiz rapidamente saber que eu não era nem alemão, nem austríaco, mas judeu. [2]

A segunda passagem é no *Prefácio à edição hebraica de Totem e Tabu*, de 1930. Ele diz que ele, autor do prefácio, não "entende a língua sagrada", que "se afastou inteiramente da religião paterna", que "não consegue partilhar ideias nacionalistas e, no entanto, jamais negou a vinculação

---

[2] FREUD, S. (1886) *Correspondance: (1873-1939)*. Paris: Gallimard, p. 216.

a seu povo, sente sua particularidade de judeu e não deseja que ela mude"[3]. Freud continua:

> Se lhe perguntarem: "O que ainda te resta de judeu, após renunciar a todos esses elementos que tinhas em comum com teus patrícios?", ele responderá: "Muita coisa ainda, talvez o principal". Mas atualmente ele não seria capaz de exprimir em palavras claras este quê de essencial. Um dia, certamente isto se tornará acessível à indagação científica.[4]

Por último, numa carta redigida em inglês, por ocasião da morte, em 1936, de seu amigo e primeiro adepto na Inglaterra, David Eder, Freud escreve: "Nós éramos ambos judeus e sabíamos que tínhamos em comum no fundo de nós essa coisa milagrosa que — ainda inacessível a qualquer análise, constitui o judeu."[5]

Podemos então pensar que a ideia de identidade como judeu, para Freud, vem sob a forma de 1) uma clara consciência interior, 2) percepção de uma natureza judaica a partir de determinadas qualidades, 3) afirmação de uma identidade por diferenciação em relação a outras, que são negadas (eu sou judeu, e não alemão ou austríaco), 4) pelo reconhecimento de pertencimento ao povo judeu, 5) pelo sentimento de que ser judeu é o que mais de essencial existe ou permanece nele, e 6) que é inacessível à análise.

---

[3]FREUD, S. (1930). Prefácio à edição hebraica. In: FREUD, S. *Obras completas*, volume 11. São Paulo: Companhia das letras, 2012, p. 16-17.
[4]*Ibid.*
[5]FREUD, S. (1936) *Correspondance: (1873-1939)*. Paris: Gallimard, 1966, p. 466.

Afirmei acima que a identidade judia de Freud era sua crença, sua convicção. Ele a tem como verdade. Mas no que exatamente Freud está acreditando quando escreve essas passagens às quais nos referimos? De que natureza é essa verdade?

Para examinar melhor essa questão, gostaria de fazer uma aproximação com a concepção de identidade de gênero de Robert Stoller, proposta na década de 1960. Falando de masculinidade e feminilidade, ele dirá que se trata de uma convicção:

> [...] mais precisamente, uma densa massa de convicções, uma soma algébrica de "se", "mas" e "e" — não um fato incontroverso. Além do fundamento biológico, a pessoa obtém estas convicções a partir das atitudes dos pais, especialmente na infância, sendo estas atitudes mais ou menos semelhantes àquelas mantidas pela sociedade como um todo, filtradas pelas personalidades idiossincráticas dos pais. Portanto, tais convicções não são verdades eternas: elas se modificam quando as sociedades se modificam.[6]

Não vou discutir a questão do fundamento biológico. O próprio Stoller descobriu, com seus pacientes transexuais, que o fundamento biológico era insuficiente para determinar uma crença, uma convicção acerca da identidade de gênero. Considero especialmente interessante a ideia de que as convicções, obtidas a partir das atitudes dos

---

[6]STOLLER, R. *Masculinidade e feminilidade: apresentação de gênero.* Porto Alegre: Artes Médicas, 1993, p. 28.

pais e da sociedade, não são verdades eternas; elas se modificam quando as sociedades se modificam.

Eu diria agora que muitos de nós temos a nossa identidade de gênero como uma crença, como uma verdade. Trabalhando e convivendo com pessoas que se reconhecem com uma identidade de gênero diferente da que lhes foi atribuída ao nascer, escutamos argumentos como os de Freud: 1) uma clara consciência interior, 2) percepção de uma natureza masculina ou feminina a partir de determinadas qualidades, 3) afirmação de uma identidade por diferenciação em relação a outras, que são negadas (eu sou mulher, e não homem, ou ao contrário), e 4) pelo sentimento de que ser mulher ou homem é o que mais de essencial existe ou permanece na pessoa.

No que determinadas pessoas estão exatamente acreditando quando afirmam a sua identidade de gênero, dizendo serem homens ou mulheres? De que natureza é essa verdade? Não estou aqui me referindo apenas a pessoas trans, porque também existem pessoas cisgênero, ou seja, que não são trans, e que creem e são convictas da verdade de sua identidade de gênero. O que está por trás da ideia de identidade como verdade? Ser judeu, homem, mulher, brasileira? São verdades, ou são ficções?

Alguém poderia objetar e dizer que, de fato, Freud é judeu e que, portanto, minha análise de que se trata de uma crença ou convicção não faz sentido. Mas podemos sempre dizer que ele é judeu para alguém, pois mesmo "sendo" judeu, ele poderia não se reconhecer como tal, e para outro grupo, a quem judaísmo nada significasse, ele poderia ser outra coisa qualquer. É nesse sentido que identidade pode ser uma ficção. A natureza dessa verdade identitária, pois ela é percebida como verdade, é ficcional. Ela demanda reconhecimento, demanda que outros creiam nela.

Se vocês concordarem comigo nesse ponto, podemos agora nos perguntar: seria a identidade uma ficção necessária? Na carta sobre David Eder, Freud dirá que a identidade judaica é inacessível à análise. No prefácio à edição hebraica de *Totem e Tabu*, sugere que um dia ela será acessível à indagação científica. Talvez não tenhamos dado atenção suficiente a essa ideia na psicanálise.

Para responder à pergunta de se a identidade seria uma ficção necessária, sugiro dois caminhos. Em primeiro lugar, perguntarmo-nos qual é a função da identidade. Em seguida, pensar em como ela se forma.

Acredito que a identidade tem uma função, ou melhor, que é uma função, na medida em que está presente em nosso psiquismo, ou seja, ela tem alguma razão de ser. É comum acreditarmos em alguma identidade, reconhecermo-nos nela. Somos idênticos a nós mesmos através de uma identidade. Existe a percepção de si como contínuo, a percepção de unidade, de algo que permanece. Podemos pensar numa função estabilizadora. Seria então uma defesa contra a instabilidade, contra a angústia? Seria um aspecto ou parte do Eu? Seria uma ficção com valor de verdade?

De acordo com Cunha, colocar no campo da identidade a experiência de si e da relação com o outro, assim como os modos possíveis de construção dessa experiência, significa desconsiderar os problemas que Freud levantou em torno da noção de Eu, "além de implicar uma redução da experiência subjetiva à dimensão da consciência e da representação"[7]. Para ele, o termo "identidade" não é o mais adequado para dar conta das experiências subjetivas por conta da radicalidade do descentramento do sujeito, operado por Freud. Eu diria que, ainda assim, como acreditamos ter mostrado no início deste texto, existe um sentido em se usar a identidade para falar de si. Freud o faz com frequência. A identidade não precisa ser pensada como totalidade do Eu e nem mesmo alçada à parte mais importante dessa instância. Tampouco falar de identidade significa reduzir a experiência subjetiva à dimensão da consciência e da representação. Todavia, insisto na ideia de que ela pode ser compreendida como função-ficção, função integradora e totalizadora, independentemente dessa integração ou totalização serem alcançadas ou valorizadas do ponto de vista de um conhecimento psicanalítico do sujeito. Podemos melhor nos exprimir falando em função que tende à integração e tende à totalização. Mas, queiramos ou não, a identidade é um aspecto da experiência subjetiva.

O descentramento do sujeito evidencia a importância do inconsciente, da pulsão e da alteridade na experiência subjetiva. Para Birman, a pulsão de morte, como exemplo desse descentramento, é "produtora permanente de ruptura e dispersão, o eixo da representação não pode mais ser capaz de integrar a experiência do sujeito na relação consigo mesmo

---

[7]CUNHA, E. L. Uma leitura freudiana da categoria de identidade em Anthony Giddens. Ágora (Rio de Janeiro) v. X, n.2, jul/dez, pp.171-186, 2007, p. 179.

e com o outro"[8]. Esse seria um motivo para não se falar em identidade, segundo Cunha. Existe um conflito interminável de forças no psiquismo, "qualquer submissão da experiência subjetiva a categorias como previsibilidade, controle e inteligibilidade" é inviável[9]. Discordo parcialmente dessa afirmação, pois o que vemos em Freud, quando recorre à natureza judia para explicar determinadas características suas, revela sua compreensão dessas características a partir de uma previsibilidade e inteligibilidade ditadas por sua identidade judaica. Essa, parece-me, é a função identidade em operação. Novamente insisto: não é por utilizarmos o termo "identidade" que se pretende que ela dê conta da totalidade da experiência subjetiva.

A identidade funciona na tensão entre verdade e ficção, pois sustenta-se na operação de reconhecimento que afirma a identidade a si mesmo e apenas a si mesmo, por um lado, e, por outro lado, aos pares. Estes reconhecem a identidade de alguém pela atribuição (você é brasileira, mulher, judia), pela identificação de um traço em comum (nós somos judeus), ou pela concordância com a autoidentificação. A afirmação da identidade que importa a cada um, com a crença e a convicção que percebemos, por exemplo em Freud, não é verbalizada obrigatoriamente por todos, ou pode mudar conforme a situação ou determinado momento da vida. Podemos pensar numa função à qual não

---

[8]BIRMAN, 2003a apud CUNHA, E. L. Uma leitura freudiana da categoria de identidade em Anthony Giddens. Ágora (Rio de Janeiro) v. X, n.2, jul/dez, 2007, p. 183

[9]CUNHA, E. L. Uma leitura freudiana da categoria de identidade em Anthony Giddens. Ágora (Rio de Janeiro) v. X, n.2, jul/dez, 2007, p. 183

é necessário recorrer o tempo todo, enquanto função estabilizadora e que pode, ainda, aparecer de modo defensivo, funcionar como resistência.

Como se forma a identidade? Essa pergunta não é exatamente a mesma pergunta que a da formação do Eu, mas se considerarmos que o Eu é nossa primeira identidade, podemos refletir sobre a sua origem. Tomemos como ponto de partida o texto de Victor Tausk, escrito em 1919, *Da gênese do "aparelho de influenciar" no curso da esquizofrenia*, em que problematiza a relação entre identidade e formação do Eu, poucos anos antes de Freud publicar *O Eu e o Isso*, em 1923. Tausk comenta que, após o trauma do nascimento,

> e se nenhum inconveniente obriga o bebê a um novo conflito consigo mesmo e com o mundo, ele se faz completamente idêntico a si próprio; tem toda a sua libido em si e nada sabe do mundo exterior, nem mesmo aquele que ele logo descobrirá em si mesmo... Esse é o *estado de identidade* no indivíduo, estado ao qual sucede a primeira projeção cujo objetivo é encontrar o objeto no corpo próprio. Esse estado não nasce graças a um processo psíquico ativo que poderíamos chamar de identificação, mas é inato. Contudo, seu resultado é o mesmo que o de uma *identidade* estabelecida de maneira *ativa*: pura satisfação de si-mesmo, ausência de mundo exterior e ausência de objetos. Chamemos a esse estado de *narcisismo inato*.[10]

---

[10]TAUSK, V. (1919) De la genèse de "l'appareil a influencer" au cours de la schizophrénie. In: TAUSK, V: *Oeuvres Psychanalytiques*. (Trad. J. Laplanche e V.N. Smirnoff). Paris: Payot, 1976, p. 202-203, tradução e grifos nossos.

Para Tausk, como vemos, o estado de identidade equivale ao de narcisismo inato, uma espécie de isolamento do mundo, sem mundo externo, sem objetos e experenciando satisfação em si mesmo. O estado de narcisismo inato é diferente de um estado posterior, o de narcisismo adquirido, que parece corresponder ao de identidade estabelecida de maneira ativa[11]. Tausk vai ligar a identidade a uma posição libidinal narcísica, por sua vez conectada ao desenvolvimento do Eu ao longo da vida. O Eu se modifica através do investimento da libido, inicialmente no próprio corpo projetado para, em seguida, reinvestir em si mesmo. Nesse ínterim, por conta das primeiras experiências psíquicas pulsionais, ele se modificou. O estado de narcisismo permanecerá para sempre ligado aos órgãos e a suas funções, entrando em conflito com estados ulteriores do desenvolvimento do Eu. Num primeiro momento, o conflito gira em torno "das funções de excreção e das fontes de prazer autoerótico", aquelas que têm maior dificuldade no estabelecimento de relações com o mundo exterior. Mas o desenvolvimento do Eu, dirá Tausk, até a morte do sujeito restará submetido a uma contínua variação da posição libidinal narcísica.

> O homem, em luta pela existência é obrigado, sem cessar, a se redescobrir e se reconhecer; e finalmente o processo de aquisição do narcisismo é um processo imanente à alma do homem cultural (Kulturpsyche) e não é concebível senão sobre a base do narcisismo inato que permanece intacta, de onde ele recebe seu alimento e sua regeneração.[12]

---

[11] *Ibid.*, p. 203.
[12] *Ibid.*

Não quero negar a complexidade e a densidade do texto de Tausk, que busca compreender o desenvolvimento do Eu para igualmente compreender a invenção da máquina de influenciar na esquizofrenia. Ele distinguirá, por exemplo, "escolha objetal", como investimento libidinal de objeto, e "encontro de objeto", como constatação intelectual de sua presença. É a partir dessa ideia que ele concebe a origem do Eu, "uma formação psicológica de autoproteção"[13], pois o início da vida é pensado como uma unidade orgânica em que libido e Eu são indistintos[14].

Quando o bebê começa a descobrir o próprio corpo de modo fragmentado e como pertencente ao mundo exterior, está em operação o mecanismo de defesa primitivo da projeção. Trata-se de encontrar o objeto, procurar os pés e as mãos como se fossem objetos do mundo externo, diz Tausk.

> Esses *disjecta membra*[15] se constituem em um todo bem coordenado sob o controle de uma unidade psíquica à qual

---

[13] *Ibid.*, p. 202.
[14] Tausk concebe o ser, no início da vida, como um ser sexual individual. Compara-o à célula que, "ao se alimentar (atividade análoga à função do eu), executa ao mesmo tempo sua função sexual, prosseguindo sua nutrição até o momento em que se separa em duas" (*Ibid.*, p. 202). A ideia do ser sexual individual parece estar ligada ao fato de que a luta constante por si-mesmo, empreendida ao longo da vida pela *Kulturpsyche*, se desenvolve ao nível de diversos componentes pulsionais. De acordo com Tausk, esses componentes seriam "graus diversos de homossexualidade, de heterossexualidade e cada um dos componentes libidinais". Essa luta provoca reações diversas que, em sua combinação, explicam a "diversidade dos tipos caracteriais e os sintomas mórbidos" (*Ibid.*, p. 203-204). Deixemos sugerida a ideia, a partir da descrição de Tausk, de que *a identidade é sempre também sexual*, seja o estado de identidade (narcisismo inato), seja a identidade ativamente alcançada (narcisismo adquirido).
[15] Tradução: membros dispersos.

vem confluir todas as sensações de prazer e de desprazer provenientes das partes constituintes; eles se encontram assim reunidos num *Eu*. Este se produz pela via da *identificação ao próprio corpo*. Este Eu asssim encontrado é investido pela libido existente; o *narcisismo* se constitui em relação com o *psiquismo do Eu*, o *autoerotismo* em relação com os *diversos órgãos enquanto fontes de prazer*.[16]

Creio que o que vimos é suficiente para apresentar o esquema em que a *identidade* (ou estado de identidade) repousa sobre a base do narcisismo inato, ligado ao autoerotismo e aos órgãos do corpo, enquanto a *identidade* ativamente alcançada diz respeito ao narcisismo adquirido, ao Eu psíquico, sempre se modificando, mas precisando constantemente se reinvestir, para lutar pela sua existência. Tausk nomeia identidade algo da essência, da origem, de ser corpo, libido e Eu[17] em um só núcleo. Esse estado obviamente não é mais alcançável, mas é o que alimenta a *Kulturpsyche* na busca pelo narcisismo, ou seja, o estado de *identidade* que produz satisfação e que será ativamente buscada.

Uma vez constituído o Eu pela identificação à projeção mental do corpo, podemos nos perguntar como se toma consciência de alguma identidade. A sensação da identidade foi descrita por Tausk, mas como dizê-la a si mesmo, num momento posterior? O mesmo vale para o narcisismo adquirido e a formação do Eu.

---

[16] *Ibid.*, p. 201, grifos do autor.
[17] Tausk admite que o Eu ainda não merece tal nome, pois não existe essa percepção de si.

No mesmo texto, fazendo um paralelo com o doente esquizofrênico que se queixa de que todo mundo conhece seus pensamentos, Tausk se refere ao estado infantil em que a criança acredita que os pais conhecem os seus pensamentos, todos os seus segredos. Isso acontece até ela poder criar a sua primeira mentira. A luta pelo direito de possuir segredos sem o conhecimento dos pais, dirá Tausk, "é um dos mais potentes fatores na formação do eu"[18]. A descoberta de poder fazer algo sozinho, assim como possuir segredos, o que indica um pensamento livre de seus pais, é acompanhada de um "sentimento de surpresa feliz"[19]. Mas antes que isso seja possível, a criança se encontra numa situação em que nada pode fazer por conta própria, tudo ela recebe dos outros, "tanto a utilização de seus membros quanto a linguagem e o pensamento... ela não é capaz de compreender em que medida participa de suas próprias performances"[20]. Em nota de rodapé nessa mesma página, Tausk refere-se à discussão de seu texto na Sociedade Psicanalítica de Viena, em que Freud teria comentado que a crença das crianças de que seus pais conhecem seus pensamentos se origina particularmente na aprendizagem da fala.

Tausk usa esse comentário de Freud para dizer que o esquizofrênico regride a esse estado primitivo em que

---

[18] *Ibid.*, p. 194. A criança, pode-se dizer, "negocia" sua autonomia em relação aos pais através da mentira. A identidade própria, conquistada na separação de seus pais, surge como reivindicação de autonomia. Seria esse um mote para pensar sobre a proliferação de identidades na atualidade? Em relação à qual onipresença haveria o desejo de separação e de autonomia?
[19] "joyeux étonnement" na tradução francesa.
[20] *Ibid.*, p. 195.

a criança, com a linguagem, "recebe os pensamentos dos outros, e sua crença de que os outros conhecem seus pensamentos parece ser fundada em fatos, assim como a sentimento de que os outros lhe 'fizeram' a fala e, com ela, os pensamentos"[21].

Podemos usar esse mesmo comentário de Freud para compreender por que a primeira mentira, que esconderá o primeiro segredo, pode ser chamada ficção. Não no sentido do esquizofrênico que desconfia de que a sua fala pertence ou é influenciada por uma máquina, mas no sentido de que as palavras com as quais vamos construir mentiras, segredos e narrativas identitárias vêm dos outros. Nosso pensamento vem dos outros. A nossa verdade é tomada dos outros e, nesse sentido, não é verdadeira, é uma ficção. A identidade, enquanto narcisismo inato, ou o narcisismo adquirido, nos termos de Tausk, só adquire tradução pela palavra de outros[22]. A identidade ativamente alcançada, função importante na busca de restabelecimento de algum tipo de satisfação, enquanto processo de pensamento ou de narrativa, será sempre aproximativa de uma verdade que não pode logicamente ser alcançada. O narcisismo inato jamais poderá ser restabelecido e a sua descrição enquanto verdade é impedida por dois fatores: um deles, já conhecemos, é o uso de palavras que nos vêm de outros; em segundo lugar, trata-se de um momento anterior a existência do Eu como tal. Não obstante, segundo Tausk, é este "narcisismo

---

[21] *Ibid.*
[22] Falar de si só é possível através de um vocabulário inicialmente vindo dos pais. O que dizer, então, da identidade sempre também sexual? Ver nota de rodapé 2.

orgânico, que garante no inconsciente *a unidade* e a possibilidade de função do organismo"²³.

Tausk se perguntou sobre a questão da formação das fronteiras do eu que confeririam à criança a consciência de uma unidade psíquica, e respondeu com a ideia de que o Eu se formou a partir da identificação com o próprio corpo projetado. É daí que vem a possibilidade de pensarmos acerca da identidade, termo que ele mesmo usou. A busca ativa pela identidade se encaixa em nossa ideia de identidade como uma função-ficção. Mas fica a pergunta de por que os *disjecta membra* projetados se reúnem numa unidade psíquica coordenada. O que impulsiona a essa união? Que operação permite essa união?

No texto de Lacan *O estágio do espelho como formador da função do Eu tal como nos é revelada na experiência psicanalítica*²⁴ encontramos uma resposta. Sabemos que existem várias leituras e desdobramentos do estágio do espelho de Lacan, mas não é nosso intuito examiná-las aqui. Tomemos a via proposta por Léa Silveira Sales²⁵ e consideremos neste momento apenas a teoria do imaginário, um momento em que Lacan busca esclarecer o narcisismo e elucidar a relação do sujeito com o próprio corpo "em termos de

---

²³*Ibid.*, p. 207. Tausk usa o termo orgânico para diferenciar de narcisismo psíquico. Trata-se de novas nomenclaturas para narcisismo inato e narcisismo adquirido.
²⁴LACAN, J. (1949) O estádio do espelho como formador da função do Eu. In: LACAN, J. (1966) *Escritos*. Rio de Janeiro: Jorge Zahar Ed., 1998, p.96-103.
²⁵SALES, L.S. Posição do estágio do espelho na teoria lacaniana do imaginário. In: *Revista do Departamento de Psicologia* - UFF, v. 17 - nº 1, jan/jun, 2005, p.113-127.

sua identificação com uma imago, que é a relação psíquica *par excellence*"[26]

Sales inicia seu texto mencionando questões importantes para Lacan na década de 1940, a saber, o papel que a dimensão social ocupa na experiência psíquica e as funções do complexo e da imago na constituição do sujeito. Nesse momento de sua pesquisa, predominaria a investigação acerca dos fatores estritamente psíquicos em jogo, dada a ênfase atribuída à insuficiência fisiológica do ser humano quando de seu nascimento, sua prematuração, o efeito "de uma insuficiência orgânica de sua realidade natural"[27]. Todavia, existem mudanças entre o período anterior a 1949, quando da apresentação do estágio do espelho, em 1936, no XIV Congresso da IPA (*International Psychoanalytical Association*) em Marienbad, e de sua menção no texto *Os complexos familiares na formação do indivíduo* (1938), e o texto de 1949 de Lacan[28]. Enquanto, no primeiro, Lacan tendia a atribuir ao estágio do espelho um momento específico do desenvolvimento infantil, em 1949 ele parece surgir "como uma espécie de estrutura permanente da subjetividade... no

---

[26]LACAN, J. 1951, p. 2 apud SALES, L.S. Posição do estágio do espelho na teoria lacaniana do imaginário. In: *Revista do Departamento de Psicologia* – UFF, v. 17 – nº 1, jan/jun, 2005, p. 115.

[27]LACAN, J. 1966, p. 96 apud SALES, L.S. Posição do estágio do espelho na teoria lacaniana do imaginário. In: *Revista do Departamento de Psicologia* – UFF, v. 17 – nº 1, jan/jun, 2005, p. 114.

[28]Em *Os complexos familiares na formação do indivíduo*, Lacan faz menção ao estágio do espelho como um "momento genético", pertencente a uma teoria da identificação que ele procura elucidar. (Lacan, 1939/2003, p. 46; apud BONI JUNIOR, J.O., *O estádio do espelho de Jacques Lacan: gênese e teoria*. Dissertação de Mestrado apresentada no Programa de Psicologia Clínica do Instituto de Psicologia da Universidade de São Paulo, 2010).

qual o sujeito é constantemente capturado por sua própria imagem"[29]. Seria, nesse sentido, um paradigma, um tipo de estrutura permanente da subjetividade, o que indicaria o início do caminho para o ponto de vista estrutural estabelecido alguns anos depois em sua teoria. De fato, Sales traz uma passagem do seminário de 1956-57, *A relação de objeto*, em que Lacan diz: "O estádio do espelho está bem longe de apenas conotar um fenômeno que se apresenta no desenvolvimento da criança. Ele ilustra o caráter de conflito da relação dual."[30] Sales comenta essa passagem apoiando-se em Ogilvie (1991), para quem o que está em jogo no estágio do espelho é o próprio advento da alteridade.

Ora, guardadas as distâncias, não deixa de ser interessante notar a semelhança com Tausk. Em Lacan encontramos dois momentos: o Eu que se forma e a estrutura permanente de subjetividade que revela algo da relação com o outro. Em Tausk, a partir de um narcisismo inato, também encontraremos dois momentos: um narcisismo adquirido com a formação do Eu e o "processo imanente à alma do homem cultural", identidade ativamente estabelecida e que será sempre buscada. Essa identidade, como vimos em Freud, marca uma diferença em relação àquilo que não se é: sou judeu, nem austríaco e nem alemão. Ainda em termos de alteridade, vimos com Tausk e Freud que a

---

[29]EVANS, 1996 apud SALES, L.S. Posição do estágio do espelho na teoria lacaniana do imaginário. In: *Revista do Departamento de Psicologia* – UFF, v. 17 – nº 1, jan/jun, 2005, p. 115.
[30]LACAN, 1995, p. 15, SALES, L.S. Posição do estágio do espelho na teoria lacaniana do imaginário. In: *Revista do Departamento de Psicologia* – UFF, v. 17 - nº 1, jan/jun, 2005, p. 115.

primeira mentira da criança dá início ao desenvolvimento de sua autonomia de pensamento em relação a seus pais. Poderíamos, em tom de brincadeira, resumir a questão assim: *Lá mesmo onde me percebo através do outro como um, não sou, mas tento novamente ser; às vezes acredito que sou, e isso me basta.* Mas voltemos ao texto lacaniano.

Na infância, segundo Lacan, a experiência do espelho conduz a criança à percepção de uma unidade corporal que não encontra correspondência em sua vivência de fragmentação. A imagem especular possui uma *Gestalt* que produz um efeito: antecipa a experiência de unidade que será, necessariamente, ilusória. A identificação não será obrigatoriamente o reflexo da própria criança no espelho, mas a forma humana em geral, representada paradigmaticamente pela presença do outro e, nesse sentido, dirá Sales, "jamais será um reflexo fiel: ela informa uma unidade subjetivamente inexistente"[31]. Nos termos de Lacan: "Essa relação erótica em que o indivíduo humano se fixa a uma imagem que o aliena em si mesmo, eis aí a energia e eis aí a forma onde tem origem esta organização passional que ele chamará de seu eu."[32]

Eis o grande salto que Lacan deu em relação à tentativa de Tausk de compreender a formação do Eu: a ideia da Gestalt com poderes formativos. A compreensão da

---

[31]SALES, L.S. Posição do estágio do espelho na teoria lacaniana do imaginário. In: *Revista do Departamento de Psicologia* – UFF, v. 17 – nº 1, jan/jun, 2005, p. 116.
[32]LACAN, J. 1996, p. 113 *apud* SALES, L.S. Posição do estágio do espelho na teoria lacaniana do imaginário. In: *Revista do Departamento de Psicologia* - UFF, v. 17 - nº 1, jan/jun, 2005, p. 116-117.

prematuração do bebê estava contida na ideia de Tausk de *disjecta membra*. A identificação a uma totalidade projetada, que não correspondia à realidade percebida de si mesmo, também estava lá. O que não aparecia em Tausk era a ideia de que a identificação ocorreria a um outro, e que a Gestalt desse outro produziria um efeito psíquico de unidade para o bebê.

Para além do efeito de estabelecimento de uma unidade psíquica, os dois autores tomarão caminhos evidentemente distintos em relação à ênfase que atribuirão à ilusão contida na identificação. Lacan enfatiza o efeito de alienação, enquanto Tausk prioriza o efeito de unidade. Lacan atribuirá a essa forma primordial do Eu a nomenclatura "Eu ideal", fonte das identificações secundárias responsáveis pela função de normalização libidinal. Trata-se da instância que representa o caráter estático e permanente do eu. Não vamos nos surpreender em ver nesse momento Lacan usando o termo "identidade". Esse Eu em sua forma primordial, enquanto Eu ideal, diz Lacan, será "a armadura enfim assumida de uma *identidade* alienante, que vai marcar com sua estrutura rígida todo o seu desenvolvimento mental"[33].

Identidade enquanto armadura da alienação em Lacan, identidade enquanto reenvio a um estado de satisfação pulsional em nossa interpretação de Tausk. Não vamos levar adiante a exploração dessa diferença que aí se instala como fundamental. De qualquer modo, não me parece que

---

[33]LACAN, 1966, p. 97 apud SALES, L.S. Posição do estágio do espelho na teoria lacaniana do imaginário. In: *Revista do Departamento de Psicologia* – UFF, v. 17 – nº 1, jan/jun, 2005, p. 118, grifo nosso.

estejamos advogando, com Tausk, em favor da identidade enquanto sede da personalidade, mas talvez compreender, através de suas ideias, que o processo de buscá-la se dê como possibilidade de negociação de autonomia. Busca-se a autonomia quando é necessário, embora muitas vezes o que se busca é o reconhecimento por pares. O Eu se faz diferente ou igual ao outro e, nesse estado, encontra satisfação: a "cumplicidade" da mesma constituição psíquica, diz Freud aos membros da B'nai B'rith, por exemplo.

Termino com uma passagem de Sales: "Sendo a origem da capacidade de dizer 'eu' algo que reside no momento em que a criança é capturada por uma imagem essencialmente alheia, sua *identidade* própria nunca poderá deixar de ser algo que lhe vem de fora, do horizonte da alteridade."[34] Cabe apenas acrescentar que, em alguma medida, a alteridade muda naquilo que ela fornece como imagem, palavras, convicções (que não são eternas, disse Stoller), mentiras e ficções. A identidade opera como função-ficção que propicia satisfação. Ser judeu, ser homem, ser mulher, ser brasileira — são verdades ou ficções? O espelho nos atribui a verdade da mentira. Por que não acreditar quando precisamos? Se até Freud acreditou...

---

[34] SALES, L.S. Posição do estágio do espelho na teoria lacaniana do imaginário. In: *Revista do Departamento de Psicologia* – UFF, v. 17 – nº 1, jan/jun, 2005, p. 116, grifo nosso.

PATRICIA GHEROVICI

QUANDO O TRANSGÊNERO É PSICÓTICO? LACAN E A ÉTICA DA DIFERENÇA SEXUAL[1]

Com base em minha experiência clínica como psicanalista praticante, tenho me posicionado contra a grosseira generalização de expressões transgêneras como um sinal de patologia. O ativismo e os estudos transgêneros desconfiam da psicanálise – e por bons motivos. A psicanálise tem uma história de heteronormatização e patologização de sexualidades não normativas que estamos tentando mudar. Ao invés de ser considerada como uma grave patologia, a transexualidade pode ser vista como uma expressão do impasse sexual originalmente teorizado por Jacques Lacan que não afeta exclusivamente indivíduos transgêneros, mas é um enigma para todos os sujeitos falantes.

---

[1]Este texto foi originalmente aprovado para publicação no *British Journal of Psychoterapy*, 2019. Tradução para a presente edição de Monica Armando.

A tendência problemática na psicanálise para diagnosticar expressões transgêneras como patologia tem uma história que talvez remonte ao estudo de Freud[2] do "gênero cruzado" do juiz Daniel Paul Schreber, tomado como o protótipo de psicose paranoide e que pode ser considerado como a primeira indagação psicanalítica sobre transexualismo.

Em 1957-1958, em sua releitura do caso, Jacques Lacan[3] destacou o transexualismo de Schreber. Discutirei três das intervenções clínicas de Lacan com pacientes que apresentavam 'expressões transgêneras' para examinar sua complexa intervenção no domínio do transexualismo. Sua posição sutil é frequentemente mal interpretada.

Ao examinar o trabalho de Lacan, proponho seguir em direção a uma clínica diferencial, uma clínica na qual o diagnóstico preserva a subjetividade do paciente e é uma ferramenta na direção do tratamento, e não um rótulo estigmatizante. Esse tipo de diagnóstico estrutural não é padronizado, é decidido caso a caso, com base nas particularidades de cada tratamento, evitando, assim, grosseiras generalizações e, ao mesmo tempo, enfatizando a subjetividade. Argumentarei que Lacan emprega o *savoir-faire* clínico, ao mesmo tempo que se aproxima de uma ética da diferença sexual.

---

[2]FREUD, S. (1911) Observações psicanalíticas sobre um caso de paranoia relatado em autobiografia: (O caso Schereber). In: FREUD, S. (1911-1913) *Observações psicanalíticas sobre um caso de paranoia relatado em autobiografia: (O caso Schereber): artigos sobre técnicas e outros textos*, tradução e notas Paulo César de Souza, São Paulo: Companhia das Letras, 2010.

[3]LACAN, J. (1957-1958) De uma questão preliminar a todo tratamento possível da psicose. In: LACAN, J (1966) *Escritos*, tradução Vera Ribeiro. São Paulo: Zahar, 1998.

Poucas pessoas conhecem o trabalho clínico de Lacan com pacientes transgêneros. Concentrei-me em casos transgêneros relativamente desconhecidos tratados por Lacan nos livros *Please select your gender*[4] e *Transgender psychoanalysis*[5] e, neste trabalho, retornarei a novos aspectos desses tratamentos.

Pode-se afirmar que Lacan foi o primeiro psicanalista na França a tratar pacientes com gênero variante. Toda semana, entre 1952 e 1954, ele tratou um paciente conhecido por Henri como parte do processo de avaliação de uma das primeiras intervenções medicalizadas para o que na época foi chamado "uma mudança de sexo". Vinte anos depois, Lacan entrevistou dois outros pacientes que tinham gênero cruzado.

Embora a privacidade seja um dos princípios da prática psicanalítica, em 1976 Lacan entrevistou dois pacientes, Michel H. e Gérard Lumeroy, diante de uma plateia. Eles foram examinados em um auditório repleto de psiquiatras e psicanalistas como parte da tradição pedagógica de apresentações de casos hospitalares magistrais semipúblicas. As intervenções de Lacan, embora talvez controversas, poderiam nos dar uma indicação de uma mudança em direção a uma nova ética da diferença sexual, uma ética do desejo para além das ideologias normativas de sexualidade.

No primeiro caso, o tratamento ocorreu nos anos 1950 no prestigioso Hospital Sainte-Anne em Paris. O paciente

---

[4]GHEROVICI, P. *Please select your gender: from the invention of hysteria to the democratizing of transgenderism*. New York: Routledge, 2010.
[5]GHEROVICI, P. *Transgender psychoanalysis: a lacanian perspective on sexual difference*. New York: Routledge, 2017.

de Lacan estava sendo examinado minuciosamente como um possível candidato para uma das primeiras cirurgias de redesignação de sexo a ser realizada na França. A psicoterapia de Lacan fazia parte do então novo processo de transição de gênero de homem para mulher, que deveria ser concluído com uma cirurgia, 'a castração com amputação do pênis, cirurgia plástica do escroto para transformá-lo em uma vulva, a criação de uma vagina artificial e tratamento com hormônios feminizantes'[6].

Henri tinha 40 anos quando solicitou essa avaliação no Hospital Sainte-Anne. A criança nascera com genitália ambígua (criptorquidia ou testículos não-descidos). Após alguma hesitação, o bebê foi declarado do sexo feminino na certidão de nascimento, recebeu o nome de Anne-Henriette e cresceu como uma menina até meados da adolescência. Quando tinha 16 anos, após o nascimento de uma meia-irmã cujo gênero também não foi facilmente determinado, Anne-Henriette entrava em uma puberdade tardia e começou a demonstrar interesse romântico por um homem. O pai, que havia se mantido distante e não se envolvido, fez uma exigência repentina e um tanto desconcertante, e declarou enfaticamente: "Você não pode deixar de fazer uma escolha[7]". Anne-Henriette foi forçada a trocar de gênero e se tornar Henri, o que levanta a dúvida de se este é realmente um caso estritamente transgênero ou um caso intersexos.

---

[6] DELAY, J. M.; DENIKER, P., VOLMAT, R; ALBY, J.M. Une demande de changement de sexe: le trans-sexualism. *L'Encéphale: Journal de neurologie, de psychiatrie et de medicine psychosomatique*, 1956, 45 (1): p. 52.
[7] Ibid., p. 45.

Henri passou dois anos no Hospital Sainte-Anne como parte de uma exaustiva avaliação multidisciplinar para determinar se era ou não um candidato adequado para a transição de gêneros. Além de seu tratamento semanal com Lacan, Henri foi submetido a diversos testes por uma equipe de endocrinologistas, passou por várias consultas com cirurgiões e fez avaliações com psicólogos e psiquiatras. Henri foi tratado na enfermaria do eminente psiquiatra francês Jean Delay, que fora um pioneiro no tratamento de pacientes que se identificavam como transexuais. Embora Lacan não tenha escrito sobre este caso, Delay, também conhecido por sua excelente psicobiografia de André Gide[8], publicou uma descrição detalhada do caso de Henri, na qual chegou a conclusões gerais sobre o manejo clínico de pacientes transexuais. Esse texto resume sucintamente o trabalho de Lacan ao dizer que Henri "encontrou nele [Lacan] um 'entendimento incomparável'". Não temos informações de acompanhamento sobre o que aconteceu com Henri/Anne-Henriette. Assim como com muitos de meus analisandos com esse tipo de "problema de gênero", Henri tentara cometer suicídio e frequentemente navegava pelo traiçoeiro espaço liminar entre a vida e a morte.

Vinte anos depois do tratamento de Henri, novamente no Hospital Sainte-Anne, Lacan conduziu duas entrevistas com dois homens à beira do suicídio, sendo o primeiro um homem *cross-dresser* em observação psiquiátrica após um

---

[8]DELAY, J.M. (1956-1957) The youth of André Gide. Chicago: University press of Chicago, 1963.

colapso nervoso[9], e o segundo descreveu sua situação como passando por um processo de "mutação no nível sexual" ["*muter au point de vue sexuel*"][10]. Assim como Henri, um desses homens contemplava a opção de redesignação de gênero e enviara sua solicitação à equipe de especialistas médicos. Vejamos este caso em mais detalhes.

Em 21 de fevereiro de 1976, Michel H. foi trazido a uma consulta com Lacan no anfiteatro do hospital onde estava recebendo tratamento. Desde 1973, o Hospital Henri-Rouselle em Sainte-Anne prestava serviços a pacientes com "ambiguidades sexuais"; muitos destes pacientes identificados como transexuais. Michel H. tremia enquanto explicava abertamente a Lacan, bem como a muitos psicanalistas e psiquiatras na plateia, que, desde quando era menino, ele gostava de vestir a roupa íntima de suas irmãs: "Eu não sei quando começou, pois eu era muito pequeno. Lembro-me de alguns fatos, sendo muito jovem, eu acariciava roupas femininas, principalmente tiras de camisola, nylon[11]." Toda manhã e toda noite, enquanto suas irmãs se trocavam, Michel se escondia no banheiro e vestia algumas das roupas íntimas de suas irmãs. Às vezes, ele caía no sono vestido com elas, e

---

[9] LACAN, J. Entretien avec Michel H. In: CZERMAK, M.; FRIGNET, H. (eds). *Sur l'identité sexuelle: a propôs du transsexualism*, Paris: Editions d l'Association Freudienne Internationale, 1996, p. 311-353.

[10] LACAN, J. (1976) Entretien de Jacques Lacan avec Gérard Lumeroy, 13 février 1976. In: *Journal français de psychiatrie* 2(46): p. 31, 2017. Disponível em: https://cairn.info/revue-journal-francais-de-psychiatrie--2017-1-page-20.htm (acessado em 9 de maio de 2019).

[11] LACAN, J. Entretien avec Michel H. In: CZERMAK, M.; FRIGNET, H. (eds). *Sur l'identité sexuelle: a propôs du transsexualism*, Paris: Editions d l'Association Freudienne Internationale, 1996, p. 312.

uma vez, fora pego por seus pais nesse estado. Eles concluíram que seu filho era sonâmbulo. "Eu continuei a me travestir escondido", Michel relembrou, o que levou à intervenção de Lacan: "Então você reconhece que isso é *cross-dressing* [*travestissement*][12]." Michel confirmou e seguiu explicando quanto sofrimento essa prática secreta lhe causara. Lacan insistiu: "Portanto, você reconhece que isso arruinou tudo em sua vida, e você chama a isso, você mesmo, *cross-dressing*. Portanto, isso implica que você sabe muito bem que você é um homem." Michel respondeu à pergunta direta de Lacan de forma clara: "Sim, tenho muita consciência disso[13]." Ao sondar a identidade de gênero de Michel H., Lacan tinha um propósito claro em mente.

Lacan ia discernindo cuidadosamente a fantasia transexual da demanda por redesignação de gênero ao testar a experiência de prazer de Michel H. ao se trasvestir, mas sem nunca adotar qualquer posição moralista. Lacan estava, de fato, explorando a fonte de gozo (*jouissance*) de Michel H. Lembremos que a noção de Lacan de diferença sexual (sexuação)[14] funda-se na concepção de que o que importa fundamentalmente não é a anatomia, mas sim as modalidades de gozo[15].

---

[12]*Ibid.*
[13]*Ibid*, p. 313.
[14]LACAN, J. (1972) O aturdito. In: LACAN, J. *Outros escritos*. Rio de Janeiro: Jorge Zahar Ed., 2003, p. 448-497.
[15]LACAN, J. (1959-1960) *O seminário, livro 7: a ética da psicanálise*. Rio de Janeiro: Jorge Zahar Ed., 2008. LACAN, J. (1972) O aturdito. In: LACAN, J. *Outros escritos*. Rio de Janeiro: Jorge Zahar Ed., 2003, p. 448-497. LACAN, J. (1972-1973) *Seminário, livro 20: mais, ainda*. Rio de Janeiro: Jorge Zahar Ed., 2008.

Michel H. explicou que, quando estava com roupas de mulher em seu corpo, ele sentia felicidade. Michel H. descreveu que a satisfação conferida por roupas femininas não era sexual: "Não está no plano do sexo. Está no plano... bem, chamo de plano do coração [*coeur*]." Para deixar mais claro, ele acrescentou: "Já tenho todo um caráter de mulher, também no plano sentimental[16]." Michel H. afirmava ter tido uma infância feliz, mas era assombrado por um pesadelo recorrente com uma mulher aterrorizante com uma peruca loira que vinha à sua casa para ferir sua família, decepando seus braços e pernas. Mais tarde, ele se tornou usuário de drogas e, como *cross-dresser*, usava uma peruca loira. Em uma ocasião, enquanto estava drogado, ele tentou a autocastração com uma lâmina de barbear cega, mas a dor o impediu e ele foi hospitalizado.

Ele tivera experiências sexuais igualmente com homens e mulheres e relatava não ter qualquer prazer profundo com nenhum deles. "Não fiz nenhuma escolha. Minha escolha é que nem um nem outro me atrai[17]." Parecia que o sexo havia sido um ato mecânico que precisava ser realizado porque era isso que se esperava dele, mas cuja necessidade ele não sentia espontaneamente. Ele disse: "Eu estava nos braços de uma mulher; tinha grandes problemas para penetrá-la; eu estava fora de mim. Nunca me senti como um homem." Lacan interrompeu: "Não obstante, você deve ter se sentido como um homem, você é dotado

---

[16] LACAN, J. Entretien avec Michel H. In: CZERMAK, M.; FRIGNET, H. (eds). *Sur l'identité sexuelle: a propôs du transsexualism*, Paris: Editions d l'Association Freudienne Internationale, 1996, p. 313.
[17] *Ibid.*, p. 314.

de um órgão masculino." Ao que ele respondeu: "Somente no momento em que eu sentia prazer durante um encontro sexual. Para mim, era um prazer que eu não podia recusar. A gente é obrigado a aceitar[18]." Com isso, Michel H. parecia dizer que sentia que o único momento em que ele possuía um membro viril era quando experimentava prazer, com a advertência de que esse prazer era tão sem real interesse que, consequentemente, seu órgão também era sem real interesse. Suas ideias sobre ser obrigado a ter prazer traía uma relação com o Outro marcado por um gozo que o tornava o objeto desse mesmo gozo sem lhe permitir identificar-se com seu próprio prazer. Essa separação de seu prazer durante o sexo parece ser responsável pelo prognóstico desesperançoso dado por Lacan na conclusão de sua avaliação, como veremos.

Michel H. claramente se identificava como *cross-dresser* (*transvestite*) e não como transexual. O *cross-dressing* dava-lhe a certeza de que sabia qual era seu gênero e lhe garantia acesso a um gozo que ele podia possuir; isso produzia o que ele chamava "felicidade". De fato, Michel H. tinha certeza de sua identidade sexual. Durante a entrevista, ele reconheceu várias vezes que era homem e que lutava com suas tendências efeminadas. Lacan observou: "E você diz que, quando usava morfina e cocaína, você se sentia mais à vontade." Michel H. respondeu: "Mais energia, sim, me esquecia de tudo menos de que eu era uma mulher, pois estava vestido como uma mulher." Lacan acrescentou: "Você se esquecia de tudo, menos..."

---

[18] *Ibid.*, p. 317.

Michel H. interrompeu: "Menos de mim mesmo vestido como mulher." Lacan perguntou: "Enquanto estava sob a influência de drogas, o que você sentia?" Michel H.: "Eu me esquecia que era homem[19]."

As drogas regulavam o prazer doloroso da consciência de ser um homem que experimentava felicidade (gozo) em vestimentas femininas: "Quando estou vestido como uma menina, percebo que sou homem, percebo que sou um *transvestite*. Isso é muito duro[20]." Ele falava sobre sentir-se constrangido e humilhado. E, ainda assim, era como Michel H. experimentava gozo.

Antes de ser hospitalizado, ele se trancava em seu apartamento e passava dias vestido como mulher. Ele "se drogava para sentir melhor seu personagem [*personnage*][21]." Michel H. era viciado em drogas, sentia-se suicida e achava que a única solução era ser operado — redesignação de gênero. Ele lera sobre isso e planejava viajar para o Marrocos para fazer a cirurgia. Estava interessado em mudar principalmente seu rosto para ficar verdadeiramente bonito.

Para atingir seu objetivo, ele estava pronto para até mesmo se tornar um trabalhador do sexo. "Aprendi muitas coisas: que é possível ser castrado; que é possível ter seios com hormônios; que é realmente possível metamorfosear um homem em uma mulher[22]." Por meio da entrevista, Lacan prestou maior atenção aos maneirismos do jovem homem, a seus erros, a sua sintaxe peculiar e, acima de tudo,

---

[19]*Ibid.*, p. 325.
[20]*Ibid.*, p. 326.
[21]*Ibid.*
[22]*Ibid.*, p. 332.

a um poema no qual Michel descrevera seu desejo de se transformar no "eterno, na mulher loira[23]."

O poema era assinado três vezes: "Michel, Michelle e Corinne." Corinne, ele explicou, era seu novo nome, um nome que havia escolhido desde a infância; era o nome de uma menininha de 6 anos na época, que coincidentemente foi a idade na qual começou a se travestir (*cross-dressing*)[24]. Na reprodução fac-símile do poema escrito a mão, pode-se notar que o C rebuscado em Corinne é quase idêntico ao M de Michel, como as sobras da letra de seu *self* masculino. Além disso, era difícil não ouvir *corps* (corpo) em Corinne. Michel H. explicou que Corinne "sou eu. Eu mudei meu nome; é melhor para receber meu estado feminino[25]". Era como se a persona de Corinne se manifestasse no fato de o corpo poder ser mudado pela linguagem; era o corpo que Michel adquiria pela via da persona Corinne/*corps* de seus devaneios travestis (*cross-dressing*). O que permaneceu foi a indelével marca de sua masculinidade em seu rosto, um rosto que ele sentia ser imperativo transformar porque não podia ser escondido por roupas femininas. Seu rosto traía sua masculinidade.

Por que Michel H. queria modificar seu rosto? A preocupação de Michel com seu rosto pode se dever ao fato de que o rosto tem o papel mais importante como um marcador do corpo para a atribuição de gênero, como argumento no livro *Please select your gender*. Na maioria das interações

---

[23] *Ibid.*, p. 336.
[24] *Ibid.*, p. 338.
[25] *Ibid.*

sociais, vemos os rostos uns dos outros, e não a genitália uns dos outros. O filosofo Emmanuel Levinas sugeriu isso quando definiu ética como o *rapport* de dois rostos[26]. Tal abordagem fenomenológica conceitua o rosto como uma estrutura. O que distingue aqueles com gêneros trocados, porém, é que a distância quase infinita entre um rosto e o outro pode se cruzar em uma única pessoa.

Michel H. sentia que seu corpo era totalmente dele? Seu corpo havia caído? Porque um corpo pode cair como a casca madura e macia de uma fruta, como foi o caso de Stephen em *Retrato do artista quando jovem* de Joyce[27]. Lacan observa que essa queda do corpo é imposta em Stephen, como a fala imposta das alucinações verbais, parecendo as vozes ouvidas por uma pessoa psicótica. Uma vez que a casca desliza para fora, algum tipo de reparação toma lugar e Stephen relaciona-se com o seu como alienígena e nojento [28]. Para Michel, seu corpo foi reclamado por um ato de nomeação quando se renomeou Corinne, em um esforço para reunificar seu corpo masculino (*corps*) e seu coração feminino (*coeur*). O dilema de Michel não foi claramente relacionado à necessidade de uma transformação do real do corpo e pode não ter garantido o sucesso de uma cirurgia de redesignação de gênero. A demanda de Michel por uma mudança cirúrgica parece ser uma demanda por

---

[26]LEVINAS, E. (1961) Totality and infinity: an essay on exteriority, tradução de A. Lingis. Pittsburg: Duquenese University Press, 1985, p. 85.
[27]JOYCE, J. (1916) *A portrait of the artist as a young man*. New York, Penguin, 1992.
[28]HARARI, R. (2002) *How James Joyce made his name: a reading of final Lacan*, tradução de K. Thuston. New York: Other Press, p. 338.

uma feminização facial em vez de uma mudança genital. Observemos que a chave para seu gozo se fundamentava na posse de uma "qualidade" feminina — ser doce e delicada. Em termos de sua identidade, ele hesitava entre o masculino (*je suis doux*) e o feminino (*je suis douce et gentille*), sempre afirmando que sabia que era homem.

No todo, Lacan soava bastante pessimista quanto a esse caso. Michel H. surge como um fetichista atormentado. Michel usava drogas para diminuir a consciência de que era homem e para identificar-se melhor com o papel feminino que ele representava. As drogas o ajudavam a identificar-se com a persona feminina a qual ele aspirava incorporar. Nesse caso, uma mudança de gênero significaria a verdadeira concretização da aterrorizante mulher loira de seus pesadelos infantis e, portanto, teria sido uma solução perigosa.

Acima de tudo, a mudança de gênero teria posto em risco a possibilidade de Michel experimentar gozo. Lacan foi claro quanto ao custo psíquico da cirurgia: "Como ele mesmo disse claramente, ele não sentirá qualquer gozo, seja como homem ou como mulher. Ele não terá maior satisfação, menos ainda do que tem tido até agora[29]." O poema continha uma advertência: "Tenho chance/de me matar um dia se estiver desesperado/Corinne executada." O risco de suicídio pairava fortemente: uma mudança de gênero poderia ser a execução de Corinne, em ambos os sentidos da palavra, tanto como uma implementação quanto como uma sentença de morte

---

[29]LACAN, J. Entretien avec Michel H. In: CZERMAK, M.; FRIGNET, H. (eds). *Sur l'identité sexuelle: a propôs du transsexualism*, Paris: Editions d l'Association Freudienne Internationale, 1996, p. 348.

de *corps/coeur*/Corinne, que era ele mesmo: um homem com um coração feminino, uma mulher com um pênis.

O terceiro caso é de Gérard Lumeroy cuja apresentação clínica também ocorreu no Hospital Sainte-Anne um pouco antes de Michel H., em 12 de fevereiro de 1976. Lumeroy, assim como Michel H., havia tentado o suicídio e foi entrevistado por Lacan perante um grupo de psicanalistas e psiquiatras enquanto estava hospitalizado. Uma transcrição de "Uma psicose lacaniana: entrevista conduzida por Jacques Lacan" foi disponibilizada em inglês com tradução de Stuart Schneiderman em um livro publicado em 1980, um ano antes da morte de Lacan[30]. Embora, na versão anterior em inglês, o paciente tenha sido chamado de Gérard Primeau, a entrevista de Lacan posteriormente foi publicada em francês em 1992 e 2017 com o nome verdadeiro do paciente: Gérard Lumeroy[31].

Lumeroy explica em palavras simples suas preferências sexuais: "Sexualmente, apaixono-me igualmente por uma mulher e por um a homem[32]." Lumeroy teve experiências

---

[30] LACAN, J. Lacanian psychosis: interview by Jacques Lacan. In: SCHNEIDERMAN, S. (ed.) Return to Freud: clinical psychoanalysis in the school of Lacan, New Haven, CT: Yale University Press, 1980, p.19-41.
[31] LACAN, J. Entretien de Jacques Lacan avec M. Gérard Lumeroy. In: *Les discours psychanalytic*, 1992, 7: 55-92.
LACAN, J. (1976) Entretien de Jacques Lacan avec Gérard Lumeroy, 13 février 1976. In: *Journal français de psychiatrie* 2(46): p. 31, 2017. Disponível em: https://cairn.info/revue-journal-francais-de-psychiatrie-2017-1-page-20.htm (acessado em 9 de maio de 2019).
[32] LACAN, J. (1980) Lacanian psychosis: interview by Jacques Lacan. In: SCHNEIDERMAN, S. (ed.) Return to Freud: clinical psychoanalysis in the school of Lacan, p. 19-41. New Haven, CT: Yale University Press, p. 27.

sexuais tanto com homens quanto com mulheres. Enquanto relatava a história de uma mulher que amara porque ela tinha uma beleza que irradiava, de repente Lumeroy virou sua atenção para uma das mulheres na plateia. Ele mencionou que ela tinha uma beleza luminosa, apesar de estar usando maquiagem.

Lacan imediatamente inverteu a questão e perguntou a Lumeroy se ele usava maquiagem, e ele explicou que, realmente, às vezes se maquiava: "Já aconteceu comigo, sim." Sorrindo, ele esclareceu que fazia isso porque "tinha muitos complexos sexuais ... porque a natureza dotou-me de um falo muito pequeno [33]." Solicitado a elaborar mais, Lumeroy continuou: "Eu tinha a impressão de que meu sexo estava encolhendo e tinha a impressão de que ia me tornar uma mulher... Eu tinha a impressão de que ia me tornar transexual." "Transexual?", inquiriu Lacan[34]. Lumeroy respondeu que estava passando por um processo de "mutação no nível sexual" ["*muter au point de vue sexuel*"]. Lacan retorquiu: "Foi isso que você quis dizer. Você tinha a sensação de estar se tornando uma mulher." "Sim", confirmou Lumeroy, bem ciente de que ainda possuía um órgão masculino e nunca havia sentido como era ser uma mulher. No entanto, ele se vira como mulher em um sonho e, assim, esperava tornar-se uma. Ele se experimentou como mulher, "sentindo psicologicamente" como um "tipo de intuição[35]".

Lacan queria que Lumeroy explicasse o que ele queria dizer por ser um transexual; referia-se a uma transformação

---

[33]*Ibid.*, p. 30.
[34]*Ibid.*, p. 31.
[35]*Ibid.*, p. 31.

sem qualquer intervenção médica — ele não estava mudando de gênero, mas sim passando por uma transformação espontânea em uma mulher. Ele não expressou explicitamente uma demanda por uma mudança de sexo. Lacan pede-lhe para explicar o que ele quer dizer por sensação de estar se tornando uma mulher. Lumeroy elabora:

> Sim, eu tinha certos hábitos, eu costumava me maquiar, eu tinha essa impressão de encolhimento do sexo e, ao mesmo tempo, a vontade de saber o que era ser mulher, tentar entrar no mundo de uma mulher, na psicologia de uma mulher e na formulação psicológica e intelectual de uma mulher.[36]

Podemos ver que Lacan perguntou várias vezes ao Sr. Lumeroy se ele se sentia como uma mulher. Lacan tinha um propósito claro ao fazer isso. Lacan queria que Lumeroy respondesse com um sim ou um não e, assim, produziu um diálogo fantasticamente aporético. Lacan perguntou: "Finalmente, você nunca se sentiu como uma mulher?" Lumeroy respondeu: 'Não'. Lacan repetiu: 'Sim ou não?' Lumeroy respondeu: "Não. Você pode repetir a pergunta?" Lacan atendeu: "Perguntei se você já se sentiu como uma mulher." Lumeroy: "O fato de sentir isso psicologicamente, sim. Com esse tipo de intuição de..." Lacan interrompeu para fazer com que Lumeroy esclarecesse: "Sim, me perdoe, de intuição. Já que intuições são imagens que passam através de você. Alguma vez já se sentiu como uma mulher?" Ao que Lumeroy respondeu: "Não. Eu me vi como uma

---

[36] *Ibid.*, p. 31.

mulher em um sonho[37]." Mais exatamente, Lumeroy tinha a impressão de que sua transformação hipnagógica em uma mulher resultava da sensação de encolhimento do que estava no lugar do falo.

Lacan perguntou explicitamente ao Sr. Lumeroy se ele ainda tinha um "pau[38] masculino" ["*quand même vous gardez une queue masculine oui ou non?*"][39]. Aqui vemos como Lacan introduziu certa ambiguidade, mencionando um "pau masculino", insinuando assim a possibilidade de um pau feminino. Ele também brinca com os significantes. Lacan usou a palavra um tanto vulgar *queue* para falar órgão sexual; essa palavra também aludia à identificação de Gérard Lumeroy com um pássaro por meio de sua inicial G. que ele traduzia como Geai (gaio) depois de confessar que uma amiga era chamada de Pomba. Várias vezes, Lumeroy mencionou que as vozes persecutórias queriam matar seus "pássaros azuis", suas ficções ou fantasias. A estratégia de Lacan foi não questionar o delírio em si, mas afrouxar uma convicção que vinha ao paciente como as vozes que ouvia como "fala imposta" e "sentenças impostas" que ele experimentava no que parecia ser um retorno no Real de uma ideia foracluída.

---

[37]Ibid., p. 31.
[38]Nota do editor: Lacan usa *queue* que em francês é uma forma vulgar de referir-se ao pênis. Ainda em francês *queue* é rabo, o prolongamento da coluna vertebral que forma a cauda do animal. Optamos, no corpo do texto, pelo sentido vulgar para aproximarmos da escolha de Lacan. O termo em inglês, escolhido pela autora, foi *cock*, que preserva o sentido da asserção lacaniana.
[39]LACAN, J. (1976) Entretien de Jacques Lacan avec Gérard Lumeroy, 13 février 1976. In: *Journal français de psychiatrie* 2(46): p. 31, 2017. Disponível em: https://cairn.info/revue-journal-francais-de-psychiatrie-2017-1-page-20.htm (acessado em 9 de maio de 2019).

A abordagem de Lacan foi de não discutir a feminização experimentada por Lumeroy, que é uma característica comum da psicose, mas também de não ser cúmplice da convicção delirante.

Como vimos, Lacan mencionou o órgão masculino de Lumeroy em uma manobra clínica habilidosa que introduziu algo do falo de modo a estabelecer um limite ao gozo excessivo que invadiu Lumeroy. Em suas intervenções, Lacan usou o grosseiro *queue* para pênis (*queue* também significa cauda, como em um pássaro) para reverberar de maneira polissêmica as preocupações de Lumeroy com as questões relativas a pássaros. Como vimos, os pássaros eram um tema recorrente nas alucinações auditivas de Lumeroy. Ele ouvia as vozes dizendo: "Você matou o pássaro azul", "O pássaro azul me matará", "Ele vai me matar o pássaro azul" ou "Eu estuprei o pássaro cinza[40]." A aposta de Lacan era a de oferecer a Lumeroy, que se sentia como uma *ave rara*, um pássaro estranho, um significante ambíguo e enigmático do tipo pássaro que introduzisse um elemento de incerteza, como um apêndice a tirar e usar como um falo, uma ferramenta pronta para domesticar e controlar o gozo. Lacan estava tentando ajudar Lumeroy a encontrar uma maneira de negociar melhor sua regulação do gozo e, assim, diminuir a letalidade da mescla excessiva de dor e prazer, prazer e desprazer, oferecido pelo gozo não mediado.

---

[40] LACAN, J. (1976) Entretien de Jacques Lacan avec Gérard Lumeroy, 13 février 1976. In: *Journal français de psychiatrie* 2(46): p. 21-22; p. 33-34, 2017. Disponível em: https://cairn.info/revue-journal-francais--de-psychiatrie-2017-1-page-20.htm (acessado em 9 de maio de 2019).

Lacan estava cuidadosamente estabelecendo se esse era ou não um delírio transexual, ao invés de uma demanda por redesignação de gênero. Se ele estava testando a posição de Lumeroy muito cautelosamente, ele nunca adotou a posição desdenhosa assumida por Catherine Millot[41], que afirma que a cirurgia nunca o tornaria uma mulher. Enquanto Millot tende a ver isso como um sinal de que Lacan rejeita todo desejo transexual como psicótico, ele na verdade está distinguindo o caso perdido de um homem que ele vê como psicótico de uma a demanda mais legítima de mudança de sexo, que não era a situação de Lumeroy. Millot alega que Lacan chamava-o "velho amigo" como uma recusa de render-se ao delírio de Lumeroy de ser uma mulher, lembrando-o de sua masculinidade. Um quadro diferente surge na tradução de Schneiderman, na qual Lacan encerra a entrevista se despedindo, apertando as mãos e chamando Lumeroy "meu amigo". A interpretação de "mon vieux" como "meu amigo" harmoniza-se melhor com a observação de Millot no sentido de que não havia condescendência no tom de Lacan com Lumeroy e que ele sempre abordava seus pacientes ciente de que eles estavam confrontando "o impossível, nosso destino comum que assume frequentemente a face do infortúnio [...] o irredutível da solidão de cada um, vizinho do lugar onde a existência confina com a dor[42]", uma posição mais em sintonia com uma ética da diferença sexual. Antes de Lumeroy sair do auditório, Lacan também lhe pede para ver amostras de... Lumeroy

---

[41] MILLOT, C. *Minha vida com Lacan*. Rio de Janeiro: Zahar, 2017.
[42] *Ibid.*, p. 51.

o interrompe, "De meus escritos [*écrits*]?⁴³". Lacan promete vê-lo novamente em alguns dias.

Depois de Lumeroy sair da sala, Lacan discutiu o caso rapidamente com a plateia. Ele compartilhou seu pessimismo quanto ao prognóstico desse caso, o qual diagnosticou como um exemplo marcante da "psicose lacaniana" e dividiu sua preocupação com o risco de Lumeroy tentar o suicídio novamente e, dessa vez, conseguir tirar sua própria vida. Ele recomendou estudar mais esse tipo de quadro clínico, o qual sentia não ter sido adequadamente descrito na literatura. A apresentação de Lumeroy poderia ser comparada com a leitura original de Lacan do caso do juiz Daniel Paul Schreber, o caso de alguém que se curou por meio da escrita depois de ter vivenciado o que Lacan chama de "gozo transexual". Schreber, assim como Lumeroy, achava que estava se tornando mulher espontaneamente, em vez de estar expressando uma demanda por uma mudança de sexo.

Lumeroy não foi o único caso de um paciente *trans* tratado por Lacan, como vimos. De fato, a mesma sutileza clínica já é visível na leitura de Lacan nos anos 1950 do caso de Schreber, cujas memórias haviam sido comentadas por Freud. A elaboração teórica de Lacan sobre Schreber em seu seminário diferiu notoriamente daquela de Freud e foi influenciada pelo que ele aprendeu com seu trabalho pioneiro com Henri/Anne-Henriette.

Vimos que Lacan perguntou a Lumeroy se ele se via como uma mulher; ele explorava aqui se sua "intuição" era

---

[43] LACAN, J. Lacanian psychosis: interview by Jacques Lacan. In: SCHNEIDERMAN, S. (ed.) Return to Freud: clinical psychoanalysis in the school of Lacan New Haven, CT: Yale University Press, 1980, p. 41.

uma alucinação visual enquanto sondava o imaginário do corpo, o qual frequentemente está caído ou faltando na psicose. Lumeroy e Lacan encerram a entrevista com uma conversa sobre escritos (*écrits*), o que se refere tanto ao conhecimento de Lumeroy do livro de Lacan (*Écrits*) e possivelmente indica sua transferência para com ele, bem como revela a função do escrever em questões de incorporação, quando o *ego scriptor* se faz carne e o autor se torna um.

No final, Lacan não recomendou a cirurgia de redesignação de gênero para Michel H. ou para Gérard Lumeroy. Curiosamente, esse foi o mesmo desfecho para Henri. Lacan foi preconceituoso ou havia motivos clínicos legítimos para suas objeções à transição de gênero? Exploremos seu raciocínio. No caso de Henri, ele e Lacan rapidamente "concordaram com a inutilidade de perseguir a tentativa de mudar sua condição, uma mudança que o paciente aparentemente nunca assinou embaixo". O uso da expressão "assinar em baixo" é bastante confusa. Poder-se-ia especular que isso significava que, apesar da extensão do procedimento de observação hospitalar, Henri aceitou a recusa sem protestar muito, um fato citado pela equipe de Delay para confirmar que, para Henri, "a busca de sua quimera era mais importante do que sua concretização[44]." Será que Henri não se sentia totalmente no direito de obter sua própria solicitação? O fato de Henri não demonstrar pressa em concretizar seu realinhamento de gênero é bastante

---

[44]DELAY, J. M.; DENIKER, P., VOLMAT, R; ALBY, J.M. (1956) Une demande de changement de sexe: le trans-sexualism. *L'Encéphale: Journal de neurologie, de psychiatrie et de medicine psychosomatique* 45 (1): p. 53.

revelador; isso nos ensina algo crucial sobre a direção de Lacan desse tratamento e o que identificarei como uma ética da diferença sexual. Para Henri, o gênero surgia como uma injunção imposta pelos outros que se fazia e desfazia de maneiras caprichosas e repentinas. A identidade sexual era um destino no qual não se tinha voz ativa e precisava ser aceito sem protestos. Essa dinâmica repetiu-se durante a permanência de Henri no Sainte-Anne, onde passou muito tempo aguardando por autorização médica e aceitou passivamente uma decisão que talvez fosse contraditória a seus desejos. Será que Lacan lhe concedeu um pouco de liberdade ao enviar a decisão de volta a Henri?

Durante o processo de avaliação no Sainte-Anne, Henri estava sempre na expectativa de que a equipe médica decidisse por ele, embora ele nunca parecesse "assinar em baixo" totalmente[45] a decisão de uma mudança em sua condição. Para Lacan, Henri precisava tomar uma decisão assinando em baixo. Teria de ser uma escolha de Henri/Anne-Henriette, e não de outras pessoas.

A intervenção de Lacan com Lumeroy foi fiel à sua posição clínica em face à psicose. Ele nunca confrontou um delírio. Lacan nunca questionou a convicção de Lumeroy de que seus pensamentos eram ouvidos e discutidos por certos apresentadores de programas de entrevistas no rádio. Ele o chamava "poeta". Como sabemos, o delírio é, para Lacan, uma tentativa de autocura. É uma metáfora que serve como suplemento (*suppléance*) de modo a dar sentido ao caos e ajudar a emoldurar o gozo.

---

[45]*Ibid.*

No caso de Michel H., também é a modalidade específica de seu gozo o elemento que torna Lacan pessimista em relação aos benefícios da cirurgia de redesignação de gênero, pois Michel H. era um *cross-dresser* que, após a cirurgia, perderia a fonte de seu gozo. Lacan especulou que uma mudança de gênero o enredaria ainda mais nos tormentos ocasionados pelo que ele experimentava como uma transformação imposta em uma mulher aterrorizante. Diferentemente de Schreber, que primeiro foi torturado pelo delírio transexual, mas acabou fazendo as pazes com sua feminização, vemos no poema de Michel H. que ele experenciava sua feminização forçada como uma agonia humilhante que levaria à sua morte.

Por outro lado, o caso de Henri não estava tão distante do caso de Schreber, uma vez que, para ambos, a transformação em mulher tinha, em última análise, um efeito estabilizador independente da necessidade de uma concretização. Entretanto, o sintoma de Henri construiu-se em torno da busca por uma feminização imaginária (mas havia, no entanto, uma manifestação real de gozo em seu corpo na extrema alegria voluptuosa de seus devaneios) e como uma referência simbólica. Sua busca tinha de ser adiada para um ponto ideal no futuro e projetava-se em uma aspiração de si mesmo como a única mulher, a exceção, "a'" mulher que seria capaz de se unir a alguém do sexo oposto. Seguindo a recomendação de Lacan contra a cirurgia nesse caso, podemos argumentar que Henri não precisava de uma concretização (ou seja, no real do corpo) para a transformação ser operante. Por conseguinte, isso parece sugerir que, para avaliar uma solicitação de mudança de gênero, é essencial identificar a eficácia terapêutica dos sintomas existentes — às vezes, um sintoma pode ser estabilizante.

Henri, Michel H. e Lumeroy possuíam um pênis, mas a posse em si não garantia uma inscrição na ordem fálica porque o falo funciona como um significante; de forma alguma é possível reduzi-lo ao pênis anatômico. Apesar da presença real do órgão, Michel H., Lumeroy e Henri produzem evidências patéticas de sua não inscrição na ordem fálica. O nome é um precursor do relacionamento de uma pessoa com seu corpo. O relato do caso de Henri não nos conta se Lacan explorou as possíveis implicações inconscientes do fato de Henri acabar no Hospital Sainte-Anne, cujo nome espelha seu nome oficial e que utilizou pelos primeiros 16 anos de sua vida: Anne-Henriette. Enquanto o próprio nome de Gérard Lumeroy fazia parte de um sistema anárquico de pesos e contrapesos no qual os nomes de pássaros predominavam, supersaturados de significado, para Michel H. e Henri seus nomes funcionavam como nomes falsos que exigiam um ato suplementar de autonomeação. Lembremos que, em uma reviravolta impressionante, Henri foi declarado menina no nascimento, Anne-Henriette. Até os 16 anos, sua família o tratava como menina, desconsiderando o fato de ele ter genitália masculina. Ele viveu tranquilamente como "ela" até seu pai, sem qualquer aviso, forçar Anne-Henriette a se tornar "ele". A violência do pai compeliu Henri a se tornar o que ele sentia não ser ele, enquanto Michel sempre teve consciência de ser um homem vestido de mulher, e seu gozo parecia estar fundamentado nesse fato. Como vimos, o nome de Michel H. progride de Michel para a versão feminizada, Michelle, e, por fim, Corinne, a adorada persona feminina que lhe concedeu um corpo e um coração, possibilitando um processo de incorporação, um devir do corpo.

Henri apresentava um gozo que se sustentava pela quimera de um dia se tornar uma mulher. Michel H. parecia repudiar o fato de incorporar uma feminilidade fálica e experimentava o gozo com um órgão coberto por roupas íntimas femininas, enquanto Lumeroy via-se como uma mulher em um sonho em sua tentativa de resolver o enigma impossível da diferença sexual, transformando-o ainda mais em um desafio porque ele não tinha acesso ao significante fálico.

Michel H., de um lado, e Henri e Lumeroy, de outro, são casos que podemos classificar provisoriamente como perversão e psicose, respectivamente. Isso provaria que as manifestações *trans* não são necessariamente — ou exclusivamente — um fenômeno psicótico, e que "transgênero" não é em si uma categoria patológica. Muito frequentemente, as expressões *trans* são mais sintomáticas para os clínicos que lidam com elas do que para as pessoas que as vivenciam. Se, nos três casos, Lacan hesitou em endossar a opção por redesignação de gênero, foi porque ele seguiu a via idiossincrática da modalidade de gozo de cada indivíduo. Lacan concluiu que nenhum deles expressava um forte desejo de mudar de gênero com o fim de alinhar o corpo com sua identidade. Para Lacan, as expressões transgêneras não foram tomadas como um diagnóstico, tampouco era a transição de gênero considerada um tratamento ou uma cura, como seria o caso do ponto de vista medicalizado e patologizante.

Após a entrevista de Michel H., uma discussão reveladora sobre o caso ocorreu entre os psiquiatras e psicanalistas presentes no anfiteatro. Marcel Czermak, que convidara Lacan e era um dos psiquiatras responsáveis pelo Hospital Henri-Rousselle, admitiu que este caso o deixou "constrangido". Lacan orientou a plateia a ler a tese de 1956 do colaborador de Delay, Jean-Marc Alby, sobre o transexualismo enquanto compartilhava seu pessimismo sobre o caso, prevendo que uma "operação" mais provavelmente não melhoraria, e sim, pioraria a condição do paciente. Alain Didier-Weill interveio, perguntando se era realmente impensável esperar que eles pudessem ajudar Michel H. pela realização de uma "operação" analítica. Lacan foi inflexível em sua resposta: "Não chegaremos a lugar nenhum. Não chegaremos a lugar nenhum. Isso remonta à sua primeira infância. Ele está determinado a passar por essa metamorfose. Não vamos modificar nada." Ao que Didier-Weill respondeu: "Isso nos remete à nossa própria impotência que é quase tão insuportável quanto aquela que ele vive[46]." De modo geral, Lacan concordou com Didier-Weill e preferiu não superestimar seu papel.

Vamos concluir nos inspirando na potencialidade paradoxal da impotência. Como observado por Jean Allouch[47], analistas têm um poder, uma capacidade da qual precisam se abster de usar. Essa "capacidade para a incapacidade"

---

[46] LACAN, J. Entretien avec Michel H. In: CZERMAK, M.; FRIGNET, H. (eds). *Sur l'identité sexuelle: a propôs du transsexualism*, Paris: Editions d l'Association Freudienne Internationale, 1996, p. 347.
[47] ALLOUCH, J. (2010/2012) Lacan's dismantling of his clinic. Recherches en psychanalyse (10): 213a-19a. Disponível em: https:www.cain.info/revue-recherche-en-psychanalyse-2010-2-page-213a.htm, acessado em 9 de maio de 2019.

(*pouvoir ne pas pouvoir*) foi a definição de Lacan para impotência. Allouch argumenta que a impotência ou a fragilidade do analista toma a forma de abstenção, o que confere mais liberdade ao analisando. Se o posicionamento sexual é uma escolha, esta é uma escolha forçada? Devemos relembrar o que Lacan chama em sua tábua da sexuação de "lado masculino" e "lado feminino" — não determinados pela biologia, mas pela lógica dos investimentos inconscientes, ao ponto de, por exemplo, um homem cisgênero poder, porém, inscrever-se no lado feminino. Lacan propôs uma divisão com base em duas formas de ser, masculina e feminina, correspondendo a duas formas de prazer ou gozo: fálica e Outra (ou seja, gozo feminino, não totalmente submetido ao falo)[48]. Livre dos grilhões da anatomia, a escolha feita tem a ver com a autorização de si mesmo no discurso.

Aqui, a ideia é que a autorização como um ser sexual (homem, mulher ou qualquer outro) origina-se em si mesma; que no que tange à diferença sexual, procede-se de acordo com sua própria autorização. Autorizar-se completamente como homem, mulher ou outra coisa envolve uma decisão ética, como também acontece quando se pondera sobre a posição que um analista deve adotar. Essas escolhas não devem depender do grande Outro (ou seja, o dever moral, as leis, os costumes institucionais ou sociais, entre outros). A frase é uma variação do aforismo bem conhecido de Lacan: "o(a) analista se autoriza de si mesmo/si mesma".

---

[48]LACAN, J. (1972) O aturdito. In: LACAN, J. *Outros escritos*. Rio de Janeiro: Jorge Zahar Ed., 2003, p. 448-497. LACAN, J. (1972-1973) *Seminário, livro 20: mais, ainda*. Rio de Janeiro: Jorge Zahar Ed., 2008.

O fato de Lacan propor uma variação do princípio radical e simples da autorização de si mesmo no treinamento de psicanalistas em questões de identidade sexual revela que o que está em jogo em ambos os casos é uma nova ética de diferença sexual.

A ética da diferença sexual fornecida pelas fórmulas de sexuação de Lacan deve ser considerada em conjunção com sua noção de "sinthoma", como já discuti anteriormente[49]. O "sinthoma" refere-se a um tipo de sintoma que é mais como uma invenção criativa do que como algo do qual se livrar. Não é tentar "compensar" a desarmonia entre gêneros, mas sim fazer em torno da disjunção da diferença sexual. Por exemplo, o que se costuma ver na transição de gênero é que a reconstrução corporal não é suficiente para "segurar" [*hold*] o corpo. Às vezes, as intervenções materiais no corpo (hormonais ou cirúrgicas) não bastam para atingir uma transformação total do corpo. A mudança que ocorre no nível da carne não basta e, portanto, será necessário um artifício, uma criação, uma renomeação, algum tipo de escrito ou inscrição antes de uma incorporação mais suportável ser realizada.

O "sinthoma" — entendido como uma criação singular — é uma invenção que compensa essa falta e cumpre tal função. Por meio do "sinthoma", uma transição final emerge como um tipo de (auto) criação. O "sinthoma", obviamente, não se limita a pessoas transgêneras ou não conformadas ao

---

[49] GHEROVICI, P. (2010) *Please select your gender: from the invention of hysteria to the democratizing of transgenderism*. New York: Routledge.
GHEROVICI, P. (2017) *Transgender psychoanalysis: a lacanian perspective on sexual difference*. New York: Routledge.

gênero, pois todos têm que se a ver com a diferença sexual. Como resiste à simbolização, a diferença sexual cria um sintoma, mas este sintoma é algo que não pode ser retificado ou curado; é, no entanto, algo com o qual todo sujeito precisa fazer as pazes: Michel H., Henri, Lumeroy, psicanalistas e todos os outros. Vamos ter em mente que a transição de gênero tem mais a ver com mortalidade, o limite entre a vida e a morte, do que com a sexualidade, a fronteira entre homem e mulher.

O desejo de cruzar a fronteira entre os sexos é frequentemente experimentado como o desejo de atravessar um limiar mortal, uma passagem de uma ruína iminente para uma possível renascença; acima de tudo, o que está em jogo é a travessia de uma fronteira final. Muito frequentemente, o dilema dos analisandos identificados como transgêneros gira em torno de questões existenciais. Quando um analisando diz, como tenho ouvido muitas vezes: "Não tive escolha. Eu morreria se não fizesse a transição, eu teria me matado." o que está em jogo é menos a fluidez do gênero e mais a descoberta de uma incorporação mais suportável, uma nova maneira de ser. Exercitar a virtude da impotência é responsabilidade do psicanalista que, em vez de patologizar em excesso, oferece uma ética incorporada de desejo capaz de fundamentalmente repensar a sexualidade ao levar a sério a presença da morte inscrita dentro da sexualidade.

RAFAEL KALAF COSSI & CHRISTIAN INGO LENZ DUNKER

A DIFERENÇA SEXUAL DE BUTLER A LACAN: GÊNERO, ESPÉCIE E FAMÍLIA[1]

PSICANÁLISE E FEMINISMO

Judith Butler é uma filósofa de alto impacto no universo anglo-saxônico. Marcada por autores pós-estruturalistas, como Foucault, Deleuze, Derrida, e por teses da filosofia crítica alemã pós-kantiana e hegeliana, ela não deixa de travar um diálogo crítico com Lacan. Lembremos que Lacan foi um psicanalista que inspirou várias autoras da chamada segunda onda do feminismo, como Luce Irigaray, Rosi Braidotti e, mais tarde, Julia Kristeva. Ao criticar o biologismo naturalizante de Freud e valorizar a dimensão de linguagem inerente aos processos simbólicos de subjetivação e de sexualização, Lacan recolocou a psicanálise no debate,

---

[1] O presente artigo foi publicado pela primeira vez na revista *Psicologia: Teoria e Pesquisa*. Vol. 33, p1-8.

emergente nos anos 1970, sobre o caráter ético-político das identidades, dos discursos e das práticas sexuais.

Butler, principalmente nos trabalhos da década de 1990, reconhece uma forte ligação entre psicanálise e feminismo, inspirando a retomada da obra de Lacan para um novo conjunto de autoras feministas, como Jessica Benjamin, Erica Burman e, dentro da própria psicanálise, Monique David-Ménard. Essa nova crítica à psicanálise agora voltará suas forças contra o universalismo masculino e sua reificação culturalista do simbólico, que impregna as teses dualistas do Lacan mais próximo do estruturalismo de Saussure e Lévi-Strauss[2]. Para Butler, a noção de gênero é problemática e não pode ser pensada sem um aporte performativo da linguagem e fora das políticas que implementam mudanças nas relações de poder que existem entre os gêneros.

Nos anos 1950, com Simone de Beauvoir, as feministas demandavam igualdade social e política com relação aos homens; nos anos 1970, a reivindicação desloca-se para o reconhecimento da sobreposição da diferença sexual à diferença de raça e classe social[3]. No terceiro momento, no qual se insere Butler, notadamente a partir dos anos 1990, a ênfase se concentra na legitimação de novos modelos de identidade e na tentativa de definir o que poderiam ser as "políticas de gozo". Nesse momento, a teoria feminista havia conquistado relativo reconhecimento universitário, atestado

---

[2]CAMPBELL, K. *Jacques Lacan and feminist epistemology*. New York and London: Routledge, 2004.
[3]LAGO, M. C. S. A psicanálise nas ondas dos feminismos. In C. Rial & J. M. Pedro (Eds.), *Diversidades: Dimensões de gênero e sexualidade*, 2010, p. 1-23. Recuperado de http://www. miriamgrossi.cfh.prof.ufsc. br/pdf/a_psicanalise_nas_ondas. pdf.

pela autonomização de áreas de pesquisa como "estudos gays e lésbicos" e depois estudos *queer*[4], pela sua presença na delimitação de políticas públicas voltadas para minorias e pela organização institucional de sua militância engajada.

A teoria de Butler é original, sobretudo, por buscar investigar gênero a partir daquilo que foge à norma. Os gêneros não-inteligíveis envolvem uma gramática diferente da mera transgressão, suspendem as premissas constituintes dos edifícios normativos, indicando que talvez exista uma anomalia no próprio processo social, mais vasto que a gênese de identidades e que age consensualmente na delimitação e nomeação dos gêneros. O problema não é, portanto, apenas separar o gênero das relações familiaristas, nas quais os papéis sociais são encenados, reproduzindo relações de poder e hierarquia, por meio de conflitos administrados e reificados entre paternidade e masculinidade ou entre maternidade e feminilidade. Há algo de indiscernível, inerente ao conceito de gênero, que corrompe o fundamento identitarista das relações sociais. Butler lê a psicanálise com a forte presença de Foucault e, portanto, absorve a maior parte das críticas que esse autor faz à psicanálise. No entanto, assim como em Butler, a posição de Foucault com relação à psicanálise é, no mínimo, ambígua[5].

---

[4]Convencionou-se chamar de estudos *queer* aqueles que apontam para as estruturas de poder e de dominação que estabelecem os padrões de aceitabilidade e rejeição de identidades sexuais. A teoria *queer* incita que as práticas sexuais não-normativas funcionem como formas de resistência simbólicas e políticas, tencionando transformações sociais.
[5]DUNKER, C. I. L. (2011). *Estrutura e constituição da clínica psicanalítica: Uma arqueologia das práticas de cura, psicoterapia e tratamento*. São Paulo: Annablume.

É compreendida como dispositivo auxiliar do processo de psiquiatrização e, ao mesmo tempo, alternativa crítica ao silenciamento da loucura; discurso que aloca a verdade do sujeito em sua sexualidade e, ao mesmo tempo, herança da tradição "espiritual do cuidado de si"; única forma de pensamento, ao lado de Heidegger, a perguntar o preço que o sujeito deve pagar para poder ter acesso à verdade de seu desejo; modalidade de poder e de resistência ao controle da sexualidade, que absorve as figuras da hipótese repressiva, tais como a criança masturbadora, o adolescente perverso, a mulher naturalizada e o pai impotente, em um regime renovado de confissão pastoral-cristã.

Butler segue essa retórica da ambiguação em sua importação e crítica de conceitos, o que é muito produtivo, pois leva o leitor a se perguntar por qual das psicanálises devemos nos orientar tendo como horizonte uma clínica crítica. A dissolução da unidade dos gêneros talvez possa ser deslocada também para a dissolução dos gêneros psicanalíticos e suas famílias. Curiosamente, as noções que parecem despertar maior simpatia em Butler são aquelas que oferecem maior resistência à incorporação estruturalista lacaniana, caracterizada pelo período do retorno a Freud, de 1953 a 1963. Entre tais noções, destacamos a de pulsão. Até certo ponto, "somos dirigidos por aquilo que não conhecemos e não podemos conhecer. Essa 'pulsão' (*Trieb*) é precisamente o que não se reduz à biologia e nem à cultura, mas sempre o lugar de sua densa convergência"[6]. O corpo pulsional não acata completamente as

---

[6]BUTLER, J. *Undoing gender*. New York and London: Routledge, 2004, p. 15.

normas que impõem sua materialização em corpos-homens e corpos-mulheres. A pulsão carrega, portanto, uma potência transformadora e outra que faz resistência, o que a torna uma noção interessante aos propósitos políticos de Butler.

Por outro lado, a filósofa critica duramente conceitos fundamentais em Lacan, como o *simbólico* e a *diferença sexual*, principalmente em *Problemas de gênero*[7] e *Undoing gender*[8], que haviam sido recebidos como um avanço desnaturalizante feito pela psicanálise. Contudo, a própria existência social da psicanálise como prática clínica funciona como uma espécie de prova de que a sexualidade não se submete às normas sociais que pretendem controlá-la, ou seja, uma espécie de "resistência dos materiais" de que nem tudo pode ser construído indiferentemente em termos de sexualidade. Butler pode ser considerada uma construtivista que critica o essencialismo universalizante e naturalista que recai sobre a teoria clássica de gênero. Mas ela desconfia também da soberania da plasticidade do simbólico, como advoga o pensamento sociológico liberal, como o de Giddens, e também de sua totalização dualista e formalista, como quer o estruturalismo clássico.

ESPÉCIES DE GÊNEROS

Em *Problemas de gênero*[9], Butler aponta que a heteronormatividade prevalecente na contemporaneidade se assenta

---

[7]BUTLER, J. (1990). *Problemas de gênero – feminismo e subversão da identidade*. Tradução: R. Aguiar, Rio de Janeiro: Editora Civilização Brasileira, 2003.
[8]BUTLER, J. *Undoing gender*. New York and London: Routledge, 2004.
[9]BUTLER, J. (1990). *Problemas de gênero – feminismo e subversão da identidade*. Tradução: R. Aguiar, Rio de Janeiro: Editora Civilização Brasileira, 2003.

na concepção binária dos sexos e dos gêneros. A compulsão heteronormativa estipula ainda que caracteres sexuais anatômico-fisiológicos, as nomeações sociais de gêneros, os desejos e práticas sexuais devem ser concordantes. Os sujeitos que não se enquadram nesse sistema ideal de coerência e continuidade não correspondem a gêneros inteligíveis, masculino e feminino, sendo, consequentemente, relegados à invisibilidade e à patologia. Mais além de uma crítica à segregação de gênero, esse modelo trouxe outra novidade. Ele permite pensar a emergência de patologias, cuja variedade histórica é conhecida, como uma espécie de forçamento presumido por uma matriz identitarista da individualidade. Seguindo a trilha aberta por Foucault, Butler mostra que as patologias, particularmente as patologias "mentais", correspondem sempre a um excesso de individualização identitária de uma experiência.

Daí que se possa imaginar então uma política pós-identitária e desconstrucionista do gênero. Isso promoveria legitimidade de existência e direito de cidadania aos sujeitos que fogem à norma, não porque eles seriam espécies desviantes ou patológicas de um mesmo gênero, mas porque o desvio e a anomalia são a regra universal em termos de gênero. A universalidade das "espécies" opera, assim, um deslocamento da patologia à política. Nessa empreitada, a filósofa denuncia a instabilidade e a a-naturalidade das identidades. A coerência da identidade de gênero, seguindo a acepção lógico-categorial de Aristóteles, pela qual conhecer é incluir a espécie ao gênero, é desconstruída pelo argumento de que não há essência por trás do gênero. Poderíamos dizer que é como se a ontologia que estipula o gênero (*gender*), que naturaliza suas oposições horizontais, a outros gêneros, bem como determina uma hierarquia vertical, para as espécies que nele se incluem, ou nas famílias que os contêm, deveria ser substituída por uma ontologia dos gêneros (*genre*), como matrizes literárias, compostas por performances de estilo, por escolhas pragmáticas e por exigências de recepção.

Contra a hipótese da estrutura binária estável, que sustentaria teoricamente o poder invisível que nos faz acreditar na "natureza-simbólica" dos gêneros, Butler[10] propõe que gênero é um ato intencional e performativo. Palavras, gestos e atos expressos reiteradamente criam a realidade dos gêneros. É como se ela estivesse percebendo aqui um antigo problema legado no interior da antropologia de Lévi-Strauss[11]. Como se sabe, o pai do estruturalismo analisava os diferentes sistemas simbólicos como sistemas de troca social homólogos à troca de palavras, daí sua estrutura significante. A demonstração dessa tese recorreu aos mitos e aos sistemas formais, como o parentesco, a culinária, as estratégias de nomeação do pensamento selvagem, o que deixou um espaço incógnito para qual seria exatamente a relação entre o mito e o rito. O mito sempre se impõe ao rito como o roteiro de uma peça de teatro?

Observe-se que essa abertura é crucial para entender a importação da noção de estrutura por Lacan. Uma coisa é afirmar que o inconsciente possui estrutura de linguagem,

---

[10]*Ibid.*
[11]LÉVI-STRAUSS, C. (1955). *Antropologia estrutural I*. Tradução: B. Perrone-Moisés, Rio de Janeiro: Civilização Brasileira, 1998.

que a neurose é um mito individual, que os sintomas possuem estrutura metafórica e que os desejos possuem estrutura metonímica, mas outra coisa é afirmar que a estrutura do tratamento psicanalítico pode interferir e transformar as variantes do mito, do sintoma ou do desejo. Isso porque a teorização da estrutura das formas simbólicas é algo um pouco diferente da teorização da prática clínica: ainda que a primeira possa condicionar a segunda, a primeira possui afinidade com o mito e a segunda, com o rito.

É exatamente nessa conexão instável entre mitos-discursivos, que organizam a distribuição dos gêneros como identidades e ritos-práxicos, que os transformam e atualizam diferencialmente, que Butler coloca seu argumento. Atos repetidos de uma forma estilizada produzem efeito de ontologizar os gêneros, autojustificando a crença na existência de o homem ou a mulher. É assim que corpos, em si infinitamente diferentes, adquirem aparência de gêneros fixos e idênticos. Contudo, não há "agente" por trás do ato, não há estrutura pré-discursiva. O agente é construído a partir do ato. A repetição imitativa pode ocorrer como paródia, como citação ou como iteração, organizando atos performativos que criam a ilusão de substância, unidade, coerência e identidade. A ilusão de um modelo original, que não existe fora dessa repetição, explicaria o sentimento social frequentemente presente de inadequação de gênero, ou de inadequação corporal.

A CRÍTICA DE BUTLER À PSICANÁLISE DE LACAN

Para Butler, a psicanálise lacaniana se sustentaria na matriz heterossexual. Ao invés de contestá-la, sua estratégia teórica de fundamentação daria ainda mais força a tal matriz. Categorias psicanalíticas como ordem simbólica e diferença sexual impõem regras de inteligibilidade cultural que são tomadas como se fossem transcendentais e imunes a transformações sociais. Isso fica claro na passagem de dualismos internos à estrutura da linguagem, como significante/significado, sincronia/diacronia, fala/língua, que são articulados com a diferença sexual por meio de oposições como fálico/castrado, ativo/passivo ou falta-do-lado-do-sujeito/falta-do-lado-do-Outro.

Nesse contexto, a diferença sexual, função recalcada e recalcante, seria apenas mais um caso da diferença significante, na qual cada elemento possui valor e significação sobredeterminado por todos os outros. A ordem simbólica, como caso de dupla articulação dos sistemas simbólicos, funciona assim como sucedâneo ontológico invertido do realismo naturalista tradicional. A concepção universalista de totalidade, com seu característico ponto de negatividade, de incompletude ou de falta decidiria a instalação de uma espécie de gênero subjetivo, como estrutura não modificável. Isso dificultaria a tarefa da psicanálise para repensar arranjos culturais como novos parentescos, novos tipos de família (como a união entre homossexuais), práticas sexuais e gêneros indiscerníveis (a transexualidade, por exemplo). Sem algum tipo de renovação, o saber psicanalítico continuará pensando binariamente gênero. Desse modo, não fará mais do que reproduzir os regimes de poder e negligenciar outras formas humanas de reconhecimento.

Já em Freud (2011/1925), sexo e identidade sexual não andavam necessariamente juntos. Suas postulações sobre a formação da identidade sexual e de gênero se confundem na noção de narcisismo, assim como a modalidade preferencial de gozo se mistura com a identidade do eu e no conceito de autoerotismo. São indícios teóricos que apontam para a descontinuidade entre sexo, gênero, desejo e práticas sexuais, tal como se evidencia na teoria de Butler[12]. Porém, em Freud, a incoerência entre tais fatores tende a ser patologizada. São os casos de fixação pulsional, regressão a uma organização pré-genital, inversão do objeto sexual, alteração do objetivo sexual ou escolha narcísica de objeto. Butler critica a concepção binária dos sexos na qual Freud opera e que o conduz a uma ontolologia da identidade sexual, apoiada por uma teoria da gênese natural dos gêneros.

Grosso modo, para Freud, é a partir do Édipo que o sujeito se define como homem ou mulher. A teoria lacaniana dos anos 1950 ratifica tal concepção:

> O complexo de Édipo tem uma função normativa, não simplesmente na estrutura moral do sujeito, nem em suas relações com a realidade, mas quanto à assunção do seu sexo [...] há no Édipo a assunção do próprio sexo pelo sujeito, isto é, para darmos os nomes às coisas, aquilo que faz com que o homem assuma o tipo viril e com que a mulher assuma um certo tipo feminino, se reconheça como mulher, identifique-se com suas funções de mulher.

---

[12]BUTLER, J. (1990). *Problemas de gênero – feminismo e subversão da identidade.* Tradução: R. Aguiar, Rio de Janeiro: Editora Civilização Brasileira, 2003.

A virilidade e a feminilização são os dois termos que traduzem o que é, essencialmente, a função do Édipo.[13]

O sujeito da psicanálise se estruturaria pela matriz das relações normativas da heterossexualidade. A passagem pelo Édipo "normalizaria" e "humanizaria" o sujeito, tornando as espécies de sexualidade, de gênero e de família, como estrutura fundamental de socialização, estruturas correspondentes e comensuráveis. Os casos de incoerência, incongruência ou disparidade conduzem à ilação clínica de que o sujeito não atravessou adequadamente o Complexo Édipo. Guardadas as proporções do contra-argumento de que a psicanálise universaliza a condição patológica da sexualidade, de que a própria pulsão é perversa e múltipla do ponto de vista de suas formas, ainda assim o processo de dedução das formas clínicas parte da neurose, passa pela perversão e chega na psicose. O movimento clínico crucial que atestaria essa passagem é a localização do falo no campo do Outro, operação realizada por meio da metáfora paterna, no interior do qual o significante do Nome-do-Pai faz função fundamental. Butler[14] recusa essa concepção do Complexo de Édipo, cujo desfecho é a formação de uma identificação de gênero, uma escolha de objeto e uma neurotização do desejo pela fantasia. A teoria lacaniana da

---

[13]LACAN, J. (1957-1958). *O seminário, Livro 5: As formações do inconsciente*. Rio de Janeiro: Jorge Zahar Editor, 1999, p. 171.
[14]BUTLER, J. (1990). *Problemas de gênero – feminismo e subversão da identidade*. Tradução: R. Aguiar, Rio de Janeiro: Editora Civilização Brasileira, 2003. BUTLER, J. *Undoing gender*. New York and London: Routledge, 2004

constituição do sujeito é apenas um caso invertido e mais tolerante da "norma heterossexual".

No Lacan dos anos 1953-1960, a ordem simbólica, como estrutura de representações baseadas na linguagem, regula o sexo, fundando suas diferentes posições, masculina e feminina, a partir de um significante fálico. A constituição da identidade sexual depende da submissão à castração simbólica e da passagem pelo drama edípico. A diferença sexual se daria a partir da instituição do falo como significante, como representante da falta produzida pela castração. "Ser o falo" referir-se-ia à posição feminina. No homem, prevaleceria a dialética do "ter o falo"[15].

Essa formulação parece se incluir perfeitamente bem como caso no qual a inteligibilidade do gênero implica enquadramento nas normas da heterossexualidade compulsória pautadas no falocentrismo. Butler recusa o postulado da binaridade dos sexos, expresso pela centralidade do falo como organizador único da sexualidade. Seu caráter ontológico, denunciado por expressões como *ser, ter, falta-em-ser* e por suas predicações conceituais como um *significante impronunciável*, constitui uma contradição intrínseca à estratégia lacaniana:

> Em termos lacanianos, perguntar sobre o "ser" do gênero e/ou do sexo é confundir o próprio objetivo da teoria da linguagem em Lacan. O autor contesta a primazia dada à ontologia na metafísica ocidental e insiste na subordinação da pergunta "o que é?" à pergunta "como se institui e

---

[15]LACAN, J. (1958) A significação do falo. In: LACAN, J. (1966) *Escritos*. Rio de Janeiro: Jorge Zahar Ed., 1998, p. 701.

localiza o 'ser' por meio das práticas significantes da economia paterna?"[16].

O conceito lacaniano de simbólico justificaria, por meio de uma máscara lógico-formal, o caráter segregatório, valorativo e moral dos critérios de inteligibilidade normativa. "A ordem simbólica cria a inteligibilidade cultural por meio das posições mutuamente excludentes de 'ter' o falo (a posição dos homens) e 'ser' o falo (a posição paradoxal das mulheres)."[17]

O progresso cada vez mais formalista das teses de Lacan, a redução da significação a uma função lógica, por meio da incorporação das teses de G. Frege, o avanço rumo a uma teoria do poder derivada da estrutura quaternária dos discursos, simplesmente aprofundariam essa dificuldade inicial do pensamento lacaniano. E Butler conclui:

> Ora, é preciso entender o drama do Simbólico, do desejo, da instituição da diferença sexual como uma economia significante autônoma que detém o poder de demarcar e excluir o que pode e o que não pode ser pensado nos termos da inteligibilidade cultural[18].

Tal teorização parte do pressuposto equivocado de que há uma substância intrínseca aos gêneros, mesmo que

---

[16]BUTLER, J. (1990). *Problemas de gênero – feminismo e subversão da identidade*. Tradução: R. Aguiar, Rio de Janeiro: Editora Civilização Brasileira, 2003, p. 74.
[17]*Ibid.*, p. 75.
[18]*Ibid.*, p. 117-118.

deslocando o teor dessa substância para a linguagem e para a negatividade. O falo é concebido como uma referência universal a partir da qual as posições masculinas e femininas são dedutíveis. Obviamente, Butler vai contra as noções de diferença sexual e de simbólico propostas nesse momento da teoria lacaniana, já que alimentam a tese de que o que promove inteligibilidade seria o enquadramento nas normas da heterossexualidade compulsória.

O IMPOSSÍVEL E O CONTINGENTE

Resta, então, saber, de acordo com Knudsen[19], se "a teoria psicanalítica permitiria incorporar novas formas de sexualidade, novos gêneros, que não se ativessem ao binarismo dominante em nossa sociedade, sem cair na patologia". Para responder a essa pergunta, precisaríamos rever como a diferença, a negatividade e a universalidade poderiam se recombinar na produção social dos gêneros.

Gêneros ininteligíveis como a transexualidade, o travestismo, *drag queens* são, antes de tudo, práticas sociais. Não são sintomas, nem desvios de uma sexualidade original e universalmente esperada. O que Butler percebe com menos clareza é que há em Lacan, desde seu início, uma crítica dos excessos da experiência identidade. Isso ocorre desde a teoria da formação do eu contida em O *estádio do espelho como formador da função do eu*, de 1936. Para Lacan, o caráter ontológico da identidade é uma ilusão imaginária. Depois disso, Lacan

---

[19]KNUDSEN, P. P. P. S. *Gênero, psicanálise e Judith Butler: Do transexualismo à política* (Tese de doutorado). Universidade de São Paulo, São Paulo, 2007, p. 16.

se interessará pela não-identidade do objeto da economia libidinal, chamado objeto *a*, bem como pela experiência de corrosão da identidade que ele descreve com a categoria de gozo. Finamente, ele enfatizará a não identidade ontológica com seu conceito de Real, desenvolvido nos anos 1970 e decisivo para entender a sua nova teoria da sexuação.

Ora, se, para Butler, identidade se opõe à diferença, sendo a diferença o conceito primário, para Lacan a diferença é secundária em relação à repetição e seus cruzamentos em termos de universalidade e existência. A pulsão, conceito tão importante para Butler, é um dispositivo de repetição que opera em todos os modos de subjetivação: experiências de satisfação, de gozo, de trauma, de luto, de transferência, de identificação. Se levamos em conta o seminário 7 sobre a Ética da psicanálise[20], encontraremos um grande esforço de Lacan por articular a repetição como categoria simultaneamente lógica e moral. E a repetição, a deformação e a negação fundamentam simultaneamente gramáticas sociais de reconhecimento social e formas lógicas do desejo e do gozo.

O Real em Lacan é dedutível do conceito de repetição. Lembremos que o gênero como performativo, segundo Butler, também é estritamente referido por gêneros discursivos baseados em espécies de repetição, como a paródia, a ironia, a citação e encenação. Quando um autor como Zizek[21] critica

---

[20]LACAN, J. (1959-1960) *O seminário, livro 7: a ética da psicanálise*. Rio de Janeiro: Jorge Zahar Ed., 2008.
[21]ZIZEK, S. *The ticklish subject: the absent centre of political ontology*. London and New York: Verso, 1999.

Butler por desconsiderar o registro do Real, tanto no contexto político de mudanças sociais quanto no escopo teórico da diferença sexual, o desencontro não poderia ser mais notável. Esse desencontro decorre do fato de que o Real em Lacan possui duas implementações lógico-topológicas: a primeira e mais conhecida é aquela que o articula com a modalidade do impossível. A segunda, não menos importante, mostrará que o Real para Lacan também é a contingência. Quando Butler critica Lacan, argumentando que os gêneros são performativos contingentes e que a retórica do impossível é apenas um efeito do estruturalismo transcendental, ela ignora, e é o que Zizek — esse teórico engajado do ato contingente — quer fazê-la entender, que há em Lacan espaço justamente para incluir a pulsão como a teoria da geração da contingência. É certo que a doxa lacaniana aceitou bem melhor o Real como impossível do que o Real como contingente, assim como reduziu a teoria do ato analítico a um capítulo preparatório da teoria dos quatro discursos. Mas esses são justamente tipos de diferenças internas às psicanálises, nesse caso a psicanálise lacaniana, que Butler nos faculta perceber.

Para Butler, é justamente nas repetições performativas que pretendem materializar o corpo que algo subversivo escapa e pode vir à tona. O corpo não se presta à estabilidade e maleabilidade que o subordinariam, por completo, às normas. No corpo, a norma fracassa e, nesse fracasso, a norma aparece como contingência. Processo semelhante ao argumento de *Bodies that matter*[22], no qual Butler exagera

---

[22]BUTLER, J. *Bodies that matter: On the discursive limits of "sex"*. New York and London: Routledge, 1993.

os operadores ontológicos da lógica simbólica-normativa ao extremo até que não funcionem mais como tal. Esse método, baseado no paroxismo da repetição, emerge do interior dos próprios códigos de legitimidade, abrindo espaço para estratégias de desmantelamento e reconfigurações interiores ao sistema simbólico e ao cenário social.

Zizek, em *The ticklish subject*[23], argumenta que essa estratégia de abalo do simbólico teria seu potencial crítico superestimado. A subversão e as reconfigurações performativas que atingiriam o funcionamento do Outro só promoveriam mudanças parciais sem transformação da estrutura. Ao contrário, é possível que tais intervenções alimentem o funcionamento hegemônico do simbólico, fortalecendo a resistência. A reconfiguração do campo simbólico só seria proporcionada pelo ato ético, ou seja, "pela intervenção do real de um ato"[24]. Enquanto o ato da fala sustenta-se em normas simbólicas pré-estabelecidas e sobredeterminadas, entre o impossível e o necessário, o ato ético é contingente e possível, capaz de reordenar as coordenadas simbólicas pela intrusão do real. O ato implica em "correr o risco de uma suspensão momentânea do grande Outro, da rede sócio-simbólica que garante a identidade do sujeito; um ato autêntico ocorre quando o sujeito arrisca um gesto que deixa de ser coberto pelo grande Outro"[25].

O ato ético, por sua imprevisibilidade, não irrompe calculadamente, nem é passível de planejamento. Para que

---

[23]ZIZEK, S. *The ticklish subject: the absent centre of political ontology*. London and New York: Verso, 1999.
[24]*Ibid.*, p. 262.
[25]*Ibid.*, p. 264.

os gêneros ininteligíveis possam ser reconhecidos em sua existência legítima, a sua identidade deve ser desconstruída. Isso abre a possibilidade de reconhecimento de uma "lacuna no Simbólico". No entanto, isso não demonstra ainda a existência de experiências que representam o fracasso da possibilidade de reconhecimento, ou seja, de experiências que ponham em evidência a limitação simbólica desse processo. A reformulação das nossas pretensões de reconhecimento, pela descoberta de que a própria faculdade de reconhecimento está sujeita à contingência no tempo e na história, ocorre por meio de atos que antecipam ou derrogam o ordenamento atual da lei, evidenciando a ocorrência do impossível.

SEXUAÇÃO

A concentração da crítica de Butler a Lacan no Simbólico revela que a filósofa opera com uma noção muito mais histórica e circunstanciada de Simbólico do que costumamos encontrar no lacanismo corrente. O Simbólico estrutural poderia ser contraposto a uma acepção mais pragmática e construtivista de Simbólico, ressignificando o estatuto teórico da diferença sexual. Segundo Zizek[26], o cerne do problema reside no fato de que Butler não teria levado em conta que, para Lacan, em seus seminários tardios, a diferença sexual nunca pode ser propriamente simbolizada ou traduzida em uma norma simbólica que fixa a identidade sexual do sujeito. O sexual começa a ser confrontado cada

[26]*Ibid.*, p. 273.

vez mais com o Real, de tal maneira que, em um movimento, aliás bastante butleriano, acaba por se colocar como sucedâneo do sentido e da significação, como se Lacan invertesse a ideia inicial de que toda significação é sexual, e toda sexualidade é indutora de significação. Ali onde o processo de simbolização-sexualização fracassa, fazendo ab-senso, surge o Real. A expressão *diferença sexual* pode então ser decomposta em *diferença-Real* e *sexualidade-Simbólica*. A diferença sexual deixa de ser uma duplicação da diferença significante e passa a ser referida a uma experiência não-identitária de gozo.

Essa ideia fica clara na noção de que os discursos, para Lacan[27], fazem uma espécie de contorno ao Real, sendo gerados pelas suas impossibilidades fundamentais: governar, educar, fazer desejar, analisar. No interior da teoria dos quatro discursos, desenvolvida entre 1966 e 1969, Lacan passa a designar *o homem* e *a mulher* como semblantes. E semblante é um lugar de discurso no qual se individualizam agentes pragmáticos de fala. Tal como personagens ou indivíduos que "parecem" como senhores de suas próprias falas, quando, na verdade, são falados pelo discurso no qual estão incluídos. É inegável que o conceito lacaniano de semblante, derivado da noção jakobsoniana de dominante de discurso e do dêixico na linguística da enunciação de Benveniste, é uma noção bastante próxima do que aparece na tradição anglo-saxônica de filosofia da linguagem como performativo. É, portanto, pelo real do ato,

---

[27]LACAN, J. (1968-1969) *O seminário, livro 16: de um Outro ao outro*. Rio de Janeiro: Jorge Zahar Ed., 2008.

como contingência performativa, e não pelo real do discurso, como impossibilidade estrutural, que Lacan e Butler podem se aproximar.

Esse Real, como impossível de ser simbolizado, não inspira norma alguma, mas, ainda assim, precisa ser diferido de sua acepção como essência natural ou transcendente. Copjec[28] duvida que diferença sexual seja uma diferença especial, uma diferença que estabelece e cria outras diferenças, como o gênero cria suas espécies e famílias. A diferença sexual talvez pertença a um gênero diferente de diferença, quando a comparamos com a diferença de raça, a diferença cultural ou a diferença de classe social. Enquanto estas preservam a lei geral de transporte topológico de propriedades, que caracterizam os sistemas simbólicos formativos da Ordem Simbólica, a diferença sexual é uma espécie de caso particular da diferença, uma diferença sem família na qual possa ser incluída.

Copjec[29] compara as antinomias da razão e as fórmulas da sexuação de Lacan, desenvolvidas a partir de 1971. Longe da anatomia e dos papéis de gênero, a sexuação resulta das demandas lógicas do discurso. É impossível dizer por que a linguagem, esse sistema de reconhecimento de diferenças sexuais, falha. Existem, no entanto, dois modos de falhar: o modo masculino e o modo feminino. A não-estabilidade dos sexos, inclusive a sua não-identidade a si, não decorre do deslocamento dos termos nos quais a diferença sexual é significada. A sua não-inteligibilidade não decorre da

---

[28]COPJEC, J. *Read my desire – Lacan against the historicists*. Cambridge MA and London: MIT Press, 1994.
[29]*Ibid.*

infinitude da significação, permanentemente em processo. Copjec não interpreta a falha da linguagem como insuficiência para nomear um objeto pré-discursivo, mas como contradição que a linguagem carrega em si. O sexo coincide com essa falha e com essa contradição inevitável. Como se o sexo fosse uma identificação fracassada. É "a incompletude estrutural da linguagem, e não que o sexo seja em si mesmo incompleto"[30]. Copjec quer desubstancializar o sexo, tratá-lo como entidade vazia, enquanto Butler ainda o consagraria ao campo da linguagem:

> Vinculando o sexo ao significante, ao processo de significação, Butler faz da nossa sexualidade algo que se comunica a outros. Enquanto o fato de que a comunicação, sendo um processo e, desta forma, contínuo, impede uma completa revelação do conhecimento num determinado momento, um conhecimento adicional, ainda assim, está colocado dentro do campo das possibilidades. Quando, pelo contrário, sexo é desvinculado do significante, ele se torna aquilo que não se comunica, aquilo que marca o sujeito como não podendo ser conhecido. Dizer que o sujeito é sexuado é dizer que não é mais possível ter qualquer conhecimento acerca dele ou dela. Sexo não tem outra função senão limitar a razão, remover o sujeito do campo da experiência possível ou do conhecimento puro.[31]

Se o sexo não pertence à ordem significante, ele não pode ser desconstruído. O sentido sexual não deve ser revertido

---

[30] *Ibid.*, p. 206.
[31] *Ibid.*, p. 207.

apenas em processos socais de sexualização do sentido, mas, justamente, confrontado com a sua falta ou fracasso de sentido. Copjec chega a esse extremo em sua crítica a Butler:

> Sexo é o que não pode ser falado pelo discurso; não é nenhum dos inúmeros significados que tentam dar conta dessa impossibilidade. Eliminado esse impasse radical do discurso, *Problemas de gênero*, apesar de toda sua fala sobre sexo, elimina o próprio sexo.[32]

Butler erra justamente por circunscrever o sexo como um produto do simbólico, passível de resignificações histórico-culturais. Para Copjec[33], Lacan, ao introduzir a teoria da sexuação, seria mais subversivo que Butler. Ao pensar o sexo fora do simbólico, como incomensurabilidades entre modos de gozo, como se escreve no andar superior das fórmulas da sexuação, ele estaria derrogando o princípio do dualismo não em função de uma multitude de gêneros, mas pela impossibilidade de que os dois sexos façam um gênero. Os sexos se articulariam secundariamente com processos de subjetivação como a fantasia, a castração e o falo, como se escreve no andar inferior das fórmulas da sexuação. Segundo Knudsen, "ao se manter nesse nível de crítica, Butler teria sido deixada para trás por um Lacan, quando este saltou das identificações edípicas para as fórmulas da sexuação"[34].

---

[32] *Ibid.*, p. 211.
[33] *Ibid.*, p. 207.
[34] KNUDSEN, P. P. P. S. *Gênero, psicanálise e Judith Butler: Do transexualismo à política* (Tese de doutorado). Universidade de São Paulo, São Paulo, 2007, p. 17.

No seminário 20, ...*mais, ainda*[35], Lacan especifica a diferença sexual a partir da diferença entre o gozo masculino e o feminino. A crítica de que o dualismo se mantém porque, no alto das fórmulas da sexuação, como que a dar-lhes títulos, Lacan escreve de um lado "homem" e de outro, "mulher", não se justifica. Como vimos, essas duas expressões são semblantes imaginários ou dêixicos performativos, exatamente como quer Butler. Eles definitivamente não se relacionam com as diferenças biológicas ou de gênero existentes entre homens e mulheres. A diferença sexual é não-abordável pela linguagem e, por isso, a linguagem tenta mimetizá-la. Lacan, então, recorre, nos seminários 18 a 21, a Frège, Cantor e Pierce, às categorias da lógica modal (necessário, contingente, possível e impossível) e da quantificação (quantificadores universal e existencial) para formalizar suas fórmulas da sexuação. No lado homem, há a proposição universal todo *homem está submetido à ordem fálica* em conjunção com a proposição particular negativa, há pelo menos um homem que não está submetido à *ordem fálica*. Esse ao menos um que escapa à lei é uma exceção necessária para que o conceito de universal se sustente. Mas ele se apresentará como um universal duplamente fraturado, tanto porque contém uma exceção subtrativa, quanto porque ele não consegue recobrir a diferença representada pelo Outro sexo. O ponto problemático das fórmulas, como apontou David-Ménard[36], é que elas são vazias sem uma

---

[35]LACAN, J. (1972-1973). *O seminário, livro 20: ...mais, ainda*. Rio de Janeiro: Jorge Zahar Editor, 2ª. ed., 1985.
[36]DAVID-MÉNARD, M. *As construções do universal: psicanálise, filosofia*. Tradução: C. P. Almeida, Rio de Janeiro: Companhia de Freud, 1998.

antropologia de base que permita lê-las. Essa antropologia, sistematicamente evocada para explicar narrativamente o sentido das fórmulas, remete-nos a *Totem* e *Tabu*, o mito moderno proposto por Freud sobre a origem da civilização. Assim, a existência da exceção é imaginarizada na figura do pai da horda primeva no mito freudiano, sendo a identificação fracassada dos homens determinada por essa aspiração do "Um".

Do lado da mulher, a proposição universal é negativa, sendo a negação incidente sobre o próprio quantificador universal, e não sobre a função ou argumento que ele qualifica. Esse uso irregular da negação exprimiria o caráter não--todo e, portanto, não-todo inscritível do gozo feminino. Encontramos, assim, a referência lógico-antropológica possível ao campo não fálico, *não toda a mulher está submetida à ordem fálica*, ou seja, nem tudo de uma mulher está sujeito à lei do significante. A noção de *não-todo* estabelece algo fora do plano simbólico, sendo um operador relacional para designar o Real, assim como o *não-sem* que designa o Real da angústia, ou o operador *ou-ou* em vel, que designa o Real na fantasia. Na posição da particular afirmativa, Lacan estabelece uma dupla negação, do quantificador existencial e da função fálica: não *existe mulher que não esteja submetida à ordem fálica*. Não é possível encontrar ao menos uma mulher para quem a função fálica seja totalmente inoperante ou inaplicável. Isso soterra a crítica feminista trivial de que a psicanálise toma a mulher pejorativamente como um ser fora da linguagem. Não existe uma mulher que não tenha de se submeter à lei, contudo não há equivalente da exceção, como o pai da horda, no caso dos homens, o que faz com que as mulheres não formem um conjunto finito. Em termos butlerianos, a mulher se torna um gênero ininteligível. E, sem um gênero, o outro se dissolve em uma mera espécie sem par.

O aforismo lacaniano "A mulher não existe"[37] denota que não há um significante próprio que represente as mulheres como um conjunto em totalidade. Não há o universal das mulheres, como acontece do lado dos homens. A feminilidade não é marcada pela incompletude, mas pela inconsistência de um conjunto lógico. Diferença torna-se aqui dotada de duas propriedades novas: a indecibilidade de seu sentido e a indiscernibilidade de sua existência. De uma mulher não se reduzem as outras do conjunto, as mulheres devem ser tomadas uma a uma.

Como já foi dito, a mulher é não-toda inscrita na Ordem Simbólica, o que permite a Lacan acrescentar que "há algo a mais"[38]. Esse "a mais" (*en core*) aponta àquilo que Lacan chama de *Outro gozo* – gozo para além do gozo fálico e que persegue um significante impossível de ser articulado. Contra a visão butleriana da psicanálise, as fórmulas da sexuação mostram que nem toda sexualidade é fálica ou simbolicamente ordenada, daí seu caráter plural. Para os semblantes homem e mulher, alocam-se heterossexuais, homossexuais, místicos, psicóticos, travestis etc. É porque a diferença sexual é real que ela não se fixa em identidades, que existem indeterminadas manifestações da sexualidade.

---

[37] LACAN, J. (1972-1973). *O seminário, livro 20: ...mais, ainda*. Rio de Janeiro: Jorge Zahar Editor, 2ª. ed., 1985.
[38] *Ibid.*, p. 100.

Ainda assim, Butler argumenta que a diferença sexual em psicanálise se mantém refém da binaridade:

> Me parece que o futuro simbólico será um no qual a feminilidade terá múltiplas possibilidades [...] para além da demanda de ser uma coisa, ou ter de ser condescendente a uma norma singular, uma norma determinada pelo falo-logocentrismo? Mas a base para se pensar a diferença sexual deve ser o binarismo para que a multiplicidade feminina emerja? Por que esta base não pode por si só se mover do binarismo em direção à multiplicidade?[39]

Contra essa leitura butleriana da psicanálise, Copjec assevera: "De onde vem esta concepção de que a psicanálise opera nesta binaridade? Provém da ideia de que as categorias de homem e mulher são complementares, que estabelecem relações de reciprocidade e de que um depende do outro."[40] Daí Lacan reiteradamente apontar que "a relação sexual não existe"[41] — heterossexista é a crença de que a relação sexual existe!

Cada lado das fórmulas descreve um diferente impasse, a função fálica produz uma falha dos dois lados, e cada um lida com ele de uma forma. Isso se evidencia a respeito do quantificador universal *todo* nas fórmulas da sexuação,

---

[39]BUTLER, J. *Undoing gender*. New York and London: Routledge, 2004, p. 197.
[40]COPJEC, J. *Read my desire – Lacan against the historicists*. Cambridge MA and London: MIT Press, 1994, p. 202.
[41]LACAN, J. (1972-1973). *O seminário, livro 20: ...mais, ainda*. Rio de Janeiro: Jorge Zahar Editor, 2ª. ed., 1985.

que não atua no lado homem e no lado mulher da mesma forma. Enquanto o conjunto das mulheres é impossível, o conjunto do homem é possível com a condição de que alguma coisa seja excluída dele. Dessa forma, o conjunto dos homens é uma ilusão fomentada por uma proibição. Os conjuntos não são complementares, não formam um meta--conjunto, ou seja, um gênero com duas espécies, ou uma família com dois gêneros. A relação sexual falha por dois motivos diferentes: no plano lógico, porque é impossível; no plano antropológico, porque é proibida. Mas, ao contrário do argumento lacaniano anterior que sobrepunha o dualismo significante às duas posições relativas ao falo, aqui o Real não se articula com seus representantes ou designados semblantes. As duas falhas não fazem um todo[42].

BUTLER COM LACAN

A ênfase nos aforismos "A mulher não existe" e "A relação sexual não existe", elaborados a partir do seminário 18, permite pensar a diferença sexual tendo em conta o registro do Real e, consequentemente, permite perguntar pela plausibilidade de reconstruir ideias butlerianas à luz de um lacanismo renovado. Drucilla Cornell utiliza justamente o aforismo lacaniano "A mulher não existe" para pensar possíveis desdobramentos de teses de Butler. Para Cornell[43], Lacan pode

---

[42]COPJEC, J. *Read my desire – Lacan against the historicists*. Cambridge MA and London: MIT Press, 1994, p. 234-235.
[43]CORNELL, D. Rethinking the time of feminism. In: BENHABIB, S.; BUTLER, J.; CORNELL, D.; FRAISER, N. (Eds.), *Femininst contentions: A philosofical exchange*. New York and London: Routledge, 1995, p. 145-157.

ser útil ao feminismo porque seus aportes teóricos apontam para o reconhecimento das diferenças entre as mulheres, legitimando-as. Ele pode servir para rebater críticas feitas pelas próprias feministas a elas mesmas de que certas teorias se orientam na norma heterossexual, branca, classe média, tendo dificuldade de abarcar outros referentes, como raça, por exemplo, nas categorizações de mulher. Coincidentemente essa preocupação é expressa pela própria Butler:

> Esse gesto globalizante [universalidade da identidade feminina] gerou um certo número de críticas da parte das mulheres que afirmam ser a categoria das "mulheres" normativa e excludente, invocada enquanto as dimensões não marcadas do privilégio de classe e de raça permanecem intactas. Em outras palavras, a insistência sobre a coerência e unidade da categoria das mulheres rejeitou efetivamente a multiplicidade das interseções culturais, sociais, políticas em que é construído o espectro concreto das "mulheres".[44]

Segundo Cornell[45], é fundamental questionar o sistema simbólico que constrói o que se entende por mulher a partir de imagens ou fantasias que acabam por relegá-las à hierarquia de gênero e às normas heterossexuais. A psicanálise lacaniana é útil por apresentar instrumentos que auxiliam

---

[44]BUTLER, J. (1990). *Problemas de gênero – feminismo e subversão da identidade*. Tradução: R. Aguiar, Rio de Janeiro: Editora Civilização Brasileira, 2003, p. 34-35.
[45]CORNELL, D. Rethinking the time of feminism. In: BENHABIB, S.; BUTLER, J.; CORNELL, D.; FRAISER, N. (Eds.), *Femininst contentions: A philosofical exchange*. New York and London: Routledge, 1995, p. 145-157.

a crítica a essa realidade social, fornece elementos para ir além das fantasias ou imagens associadas à mulher. Cornell parece partidária da desidentificação, assim como Butler. Deve-se ir contra a proposta do fortalecimento da identidade feminina. O problema maior é como pensar o reconhecimento e legitimação das diferenças existentes dentro do universo das mulheres. O aforismo lacaniano "A mulher não existe" é interessante por fornecer o aporte teórico para essa empreitada. Não há o significante d'A mulher fixado na ordem simbólica. Nenhuma representação da mulher abarca o que sejam as mulheres, pois elas não se estabilizam como significante. A mulher surge como uma categoria intrinsecamente crítica da lógica da identidade, como queria Butler. Ficamos então entre as múltiplas identificações em Butler e nenhuma identificação em Lacan. A mulher como gênero-categórico deve ser refutada. Mulher é uma construção normativa que promove a ilusão de uma identidade de que tanto Butler quanto Lacan denunciam a precariedade. É só a partir da conceituação de que a mulher não pode existir que as construções históricas referentes às mulheres podem mudar.

O deslocamento do conceito de diferença sexual sob o prisma do registro do Real estabelece um diálogo que retorna ao que a própria Butler via no conceito freudiano de pulsão. A rejeição do essencialismo, sem a indeterminação nominalista, permite combater a ideia comum de que o sexo biológico determina o gênero. Em *Undoing gender*[46], Butler recusa a tese de que o gênero é mera construção

---

[46]BUTLER, J. *Undoing gender*. New York and London: Routledge, 2004.

cultural. Se, em *Problemas de gênero*[47], ela pensava que a teoria da diferença sexual era uma teoria da heterossexualidade, agora ela tenta acomodar a diferença sexual à sua incorporação do conceito de pulsão.

> Da maneira que entendo, a diferença sexual é o locus em que a questão concernente à relação do biológico ao cultural é colocada e recolocada, onde precisa ser colocada, mas não pode, estritamente falando, ser respondida. É entendido como um conceito limite. "Diferença sexual" tem dimensões psíquicas, somáticas e sociais que praticamente não desabam uma na outra, mas que nem por isso são finalmente distintas.[48]

A partir dessa concepção de diferença sexual, entende-se por "gênero aquela parte da diferença sexual que aparece como o social (gênero seria assim o extremo do social da diferença sexual), referente às visões construídas socialmente sobre a masculinidade e a feminilidade"[49]. Gênero traduz a diferença sexual, mas a diferença sexual não se transcreve inteiramente em diferenças de gênero. A diferença sexual não se reduz ao psíquico nem ao social. Não se sabe onde os fatores biológico, psíquico, social e discursivo começam, nem até onde vão para o estabelecimento da diferença sexual[50].

---

[47]BUTLER, J. (1990). *Problemas de gênero – feminismo e subversão da identidade*. Tradução: R. Aguiar, Rio de Janeiro: Editora Civilização Brasileira, 2003.
[48]*Ibid.*, p. 186.
[49]*Ibid.*, p. 185.
[50]*Ibid.*

Diferença sexual teria, então, um estatuto ontológico? Seria construída? Parcialmente construída? Apesar de Butler nunca ter estabelecido tal aproximação, a ideia de diferença sexual pulsional nos parece ser compatível com a diferença sexual real de Lacan, inassimilável pela linguagem, irredutível ao corpo e ao social. Semblante de gênero sem espécie, espécie de gozo sem família, a noção lacaniana de mulher ainda pode interessar à teoria feminista.

CHRISTIAN
INGO LENZ
DUNKER &
RAFAEL
KALAF
COSSI

PSICANÁLISE SEM GÊNERO?

CISLEITURAS E TRANSLEITURAS

No contexto de um colóquio sobre democracia, organizado pelo consórcio USP e Universidade de Berkeley, no SESC-São Paulo, recebemos Judith Butler, filósofa e teórica de gêneros. Surgiram inúmeras críticas e enfrentamos muitos atos de represália em meio ao contexto eleitoral de 2018. Também entre psicanalistas observamos uma reação de reticência, manifesta no seguinte comentário de Marcus do Rio Teixeira: "Uma vez que frisam que a autora é uma excelente filósofa, por que não dizem por que concordam com suas teses? Sendo psicanalistas, consideram tais teses coerentes com a teoria psicanalítica? Se acham que sim, por que, de que forma?"[1].

Essa atitude é relativamente comum entre psicanalistas que entendem que a noção de "gênero" é espúria à psicanálise e que seu emprego representaria uma politização

---

[1] TEIXEIRA, M. R. Gênero, semblante e gozo – aproximações e diferenças. 2017, p. 1. Recuperado em http://www.agalma.com.br/wp-content/uploads/2017/12/G%C3%AAnero-semblante-e-gozo.pdf

indesejável e incompatível, por exemplo, com o texto de Lacan. Outros tantos entendem que procurar proximidades e semelhanças neutralizaria a potência crítica do feminismo e das teorias de gênero, sem implicar favorecimento algum para a clínica psicanalítica. Tudo se passa, neste caso, como se a psicanálise não pudesse se beneficiar com a crítica que recebe desses discursos; como se a psicanálise possuísse uma autonomia para abordar o sofrimento de gênero e nada tivesse a aprender com a experiência política em torno da inquietude, da inequidade e da violência que recai sobre certas expressões de gênero.

Compreende-se a resistência desses psicanalistas, uma vez que associam as teorias de gênero, em geral, a críticas genéricas à psicanálise. Leem que ela seria "um modo de subjetivação abusivo e elitista"[2], patriarcal, falocêntrico, androcêntrico, que naturaliza e essencializa a diferença de gêneros. Notemos o deslizamento aliterativo contido nessa operação: teorias de gênero, em *geral*, como se todas formassem um conjunto coeso e harmonioso, seguido de críticas *genéricas*, enquanto inespecíficas, imprecisas e sobrecarregadas pela retórica política e pela produção do *gênero*; em sentido aristotélico, como unidade de inimigos sob uma mesma classe de discurso, como o *gênero* ou cânone literário.

Para mostrar, por meio de um contraexemplo, como a leitura e a confrontação entre psicanálise e teorias de

---

[2] BOURCIER, M.-H. Entrevista a Pedro Paulo Gomes Pereira. Revista Cult, São Paulo, Editora Bregantini, nº 205, setembro 2015. p.11-15. p. 13, apud. TEIXEIRA, M. Teoria de gênero e psicanálise. 2017, p. 1. Recuperado em http://www.campopsicanalitico.com.br/media/1301/teoria-do-g%C3%AAnero-e-psican%C3%A1lise.pdf

gênero, particularmente a obra de Butler, é relevante e produtiva, postamos um artigo de nossa autoria[3], entre outros tantos disponíveis sobre a matéria mostrando como a teoria de Butler, em que pese suas críticas e objeções à psicanálise de Lacan, notadamente à extração antropológica da noção de Outro simbólico, apresenta problemas relevantes para a psicanálise e que podem inspirar um novo exame da concepção lacaniana de sexuação. Em tese, é assim que caminha a pesquisa em psicanálise, recolhendo críticas, reformulando conceitos e propondo transformações:

> Apenas após exaustiva investigação do campo de fenômenos que estamos abordando, podem-se apreender de forma mais precisa seus conceitos científicos fundamentais e progressivamente modificá-los, de modo que eles se tornem utilizáveis em larga medida e livres de contradição. Então é chegado o momento de defini-los. O progresso do conhecimento, entretanto, não tolera nenhuma rigidez nas definições.[4]

Marcus[5], no melhor estilo universitário, responde nossos comentários circunstanciando momentos em que lemos

---

[3]COSSI, R.K.; DUNKER, C.I.L. A Diferença Sexual de Butler a Lacan: gênero, espécie e família. 2017. Recuperado em http://www.scielo.br/scielo.php?script=sci_arttext&pid=S0102-37722017000100404&lng=en&nrm=iso&tlng=pt
[4]FREUD, S. (1917) Pulsão e suas vicissitudes. In: FREUD, S. *Obras Incompletas de Sigmund Freud*. Belo Horizonte: Autêntica, 2013, p. 17.
[5]Cf. TEIXEIRA, M. R. A Diferença entre Butler e Lacan acerca da Diferença Sexual. 2017. Recuperado em http://www.agalma.com.br/wp-content/uploads/2017/11/A-diferen%C3%A7a-entre-Butler-e-Lacan-acerca-da-diferen%C3%A7a-sexual.pdf

Lacan corretamente e nos quais nos equivocamos. *A mulher*, segundo Lacan, não cabe no conceito de gêneros ininteligíveis de Butler. O semblante em Lacan não equivale ao performativo em Butler. Que o "ao-menos-um" de Lacan é uma exceção fundadora do universal, e não subtrativa ou fragilizante, o que, de fato, nunca afirmamos. Que Lacan defende verdadeiras "identidades de gozo", e nunca "não-identidades essenciais" ou momentos de universalização, como argumentamos. Que "homem" e "mulher" não são, para Lacan, meros semblantes ou significantes cujo valor e significação dependem de uso performativo, como afirmamos. Que a noção de "diferença sexual pulsional", tal como a empregamos, é um erro, pois a pulsão não comporta diferença.

Tudo se passa como se propor uma leitura contraintuitiva da sexuação, baseada em problemas de gênero, implica submeter a teoria psicanalítica à militância política e corromper o texto de Lacan. Percebe-se, nessa estratégia de leitura, exatamente os equívocos tantas vezes denunciados pela crítica da noção de *gênero*, cuja ambiguidade assinalamos acima. Ressalta-se a confiança na análise como extração do sentido essencial, sem comparação ou interseção com o campo de fenômenos ou com eventuais contradições definicionais. Entre Lacan e Butler só pode haver uma relação de domínio ou submissão. Entre leitores só pode haver uma partilha entre fiéis e militantes traidores.

Mas esse debate nos foi muito mais produtivo do que prometia inicialmente porque acabou revelando que, no interior da sexuação e de seu entendimento, estavam em disputa práticas ou métodos de leitura. Vimo-nos diante de algo que só poderíamos chamar *leitura cis*, ou seja, que se apoia na identidade do texto para derivar identidades na realidade, que se apoia na autoridade do autor para deduzir hierarquias de leitura, que se apoia nas próprias propriedades formais da língua, que no caso do português no impõe ler da esquerda para a direita e de cima para baixo, a produção do sentido do texto. Foi assim que nos demos conta de que nossa maneira de ler a sexuação não envolve apenas um novo "conceito" de sexuação, mas um novo conceito de "leitura", que chamamos *trans--leitura*, em diferença não simétrica com a *cis-leitura*, antes apresentada. *Trans-leituras* não derivam de más intenções militantes ou políticas, mas, eventualmente, da própria materialidade híbrida que introduzem ao combinar significantes, conceitos, matemas e fórmulas — que é o que encontramos, particularmente nos últimos trabalhos de Lacan.

Para uma *trans-leitura*, não é tão importante saber se uma teoria de gêneros é compatível, subordinada ou subordinante em relação ao texto canônico, como diria Harold Bloom. Não estamos interessados em distinguir *desleituras* genéricas ou específicas da psicanálise, mas passar para o outro lado, subverter a noção de identidade e de diferença, no que nos parece ser um achado lacaniano, ainda ignorado, da maior importância. Também não seria o caso de saber quem é o leitor fraco e o leitor forte, mas usar todo o rigor possível e toda relevância ética necessária, concernente às experiências de sofrimento, para colocar a psicanálise no horizonte da subjetividade de sua época.

CINCO TESES À PROCURA DE UM LEITOR

Partimos, assim, do debate Butler e Lacan sem ignorar que ele é apenas uma amostra *genérica* e muito parcial da longa e substancial história de relações entre psicanálise e feminismo, reconstituída por Cossi em *Lacan e o feminismo: a diferença dos sexos*[6]. Butler se vale, direta ou indiretamente, de alguns conceitos de Lacan. Faz parte da noção de "gêneros abjetos" butleriana, desdobramentos do termo "abjeção", cunhado por Kristeva que, por sua vez, pautou-se na noção de objeto *a* de Lacan para sua concepção. No desenvolvimento da tese da constituição do sujeito melancólico, Butler incorpora a "foraclusão" lacaniana como forma de compor o mecanismo psíquico em jogo. Também detectamos o emprego de noções psicanalíticas freudianas ligadas à pulsão no uso da noção laplanchiana de significante enigmático. Para uma leitora feminista, independente da verificabilidade textual, exprime-se aqui uma política, um modo específico de produzir autoridade e empregar autoridade. Tal conduta se vê exemplificada nas seguintes afirmações, que isolaremos ao modo de teses — tais enunciados nos importam aqui mais pelo valor de *generalização*, com relação a um certo pós-lacanismo, do que pela sua relevância para o debate:

1. "Para Lacan, essa construção [de gêneros] permanece na dimensão do imaginário, ou seja, do que ele chamava então de *semblant* (semblante) [...]."[7]
2. "Uma vez que um sujeito se situa do lado masculino, sua relação ao gozo se restringirá ao gozo fálico, e ele não terá acesso ao gozo Outro."[8]

[6]COSSI, R. K. Lacan e o feminismo: a diferença dos sexos. São Paulo: Annablume, 2018.
[7]TEIXEIRA, M. Teoria de gênero e psicanálise. 2017, p. 2 Recuperado em http://www.campopsicanalitico.com.br/media/1301/teoria-do-g%-C3%AAnero-e-psican%C3%A1lise.pdf
[8]*Ibid.*, p. 4.

3. "[...] quando Judith Butler, afirma que: 'O gênero é a estilização repetida do corpo, um conjunto de atos repetidos no interior de uma estrutura regulatória altamente rígida, a qual se cristaliza no tempo para produzir a aparência de uma substância, de uma classe natural de ser', ela reduz o que seria da ordem da identidade ao caráter meramente performativo de atos, condutas, maneiras de agir etc. Ou seja, do ponto de vista da teoria de Lacan, isso diria respeito estritamente ao componente imaginário da sexuação."[9]

4. "[...] Butler considera tal determinação como a imposição de normas sociais, padrões de conduta etc. Ora, para Lacan, o campo da linguagem diz respeito ao significante, não podendo ser reduzido à mera função de comunicação."[10]

5. "Assim sendo, se a diferença sexual, tal como é teorizada por Lacan, não decorre de nenhum juízo de atribuição, se as identidades de gozo não estabelecem que 'os homens são isso e as mulheres são aquilo', onde estaria então, no quadro das fórmulas da sexuação, que os homens são agressivos e as mulheres são delicadas, os meninos se vestem de azul e as meninas de cor de rosa? Onde localizaríamos, nesse quadro, o caráter performativo da sexualidade, o 'conjunto de atos repetidos' que visa 'produzir a aparência de uma substância, de uma classe natural de ser'? Em outras palavras, onde está o gênero na teoria lacaniana da sexuação? A resposta é evidente: em lugar

[9] *Ibid.*, p. 5.
[10] *Ibid.*, p. 6.

nenhum. Lacan produziu uma teoria da sexuação que nada tem a ver com o gênero. Isso porque a sua teoria define as identidades de gozo a partir do simbólico e do real, mas não do imaginário."[11]

Comentaremos tais asserções, enumeradas no corpo deste trabalho de 1 a 5, de modo a mostrar como um determinado entendimento de texto e sua decorrente interpretação são consoantes a uma dada política de leitura — panorama este que impregna e se condensa nas questões de gênero.

1. O SEMBLANTE É IMAGINÁRIO?

Em que pese o fato de o termo *semblante* ter sido tomado de Roger Callois, semblante jamais poderia se reduzir à dimensão imaginária. Trata-se de um lugar de discurso, lugar que é suportado pela verdade — "A verdade não é o contrário do semblante [...]. A diz-mansão da verdade sustenta a do semblante."[12] Lugares de discurso são necessariamente simbólicos, caso contrário não seriam componentes da estrutura. Por sinal, em *Nomes-do-Pai*[13], Lacan infere que o Nome-do-Pai, operador simbólico indiscutível em sua obra, configura-se como semblante, à medida que o real participa da trama entre simbólico e o imaginário. Ao passo que por se coadunar como significante, é através do

---
[11]*Ibid.*, p. 7.
[12]LACAN, J. (1971) *O seminário, livro 18 – de um discurso que não fosse semblante*. Rio de Janeiro: Jorge Zahar Ed., 2009, p. 25-26.
[13]LACAN, J. (1963) *Nomes-do-Pai*. Rio de Janeiro: Jorge Zahar Ed., 2005.

semblante que o real é tangível. Por sinal, tal consideração já aparece em Lacan nos anos 1950.

No fim do seminário 18, Lacan fala do trovão e do meteoro como paradigma do semblante. Mas bem antes, no seminário 3, havia recorrido ao exemplo do arco-íris. Se o arco-íris está inteiramente em sua aparência, nosso interesse por ele só existe porque tal fenômeno é nomeado — nenhum animal se encanta pelo arco-íris: "[...] há um momento em que lhe dizemos: *O arco-íris, é isso*. E este *é isso* supõe a implicação de que vamos nos comprometer nisso até que percamos o fôlego, para saber o que há de escondido atrás [...]."[14] Contudo, não há nada ocultado; ele está inteiramente reduzido à sua aparência. Se o arco-íris não tiver um nome, "esse lago não tem outro recurso senão lhe mostrar as mil miragenzinhas do brilho do sol nas vagas e nos rastos de vapores úmidos que se depreendem"[15]. O arco-íris é uma ilusão da qual um significante faz semblante. O nome que sustenta a figura do semblante é o representante de um real que, enquanto tal, é sem representação.

Lacan não se contradiz. Décadas depois ainda afirma, agora em referência à real da experiência gozosa: "O gozo só se interpela, só se evoca, [...], só se elabora a partir de um semblante, de uma aparência."[16]

Soler insiste na ideia de que o falo é um semblante, e é por serem fálicas que as identidades sexuais não são

---

[14]LACAN, J. (1955-1956) *O seminário, livro 3 – as psicoses*. Rio de Janeiro: Jorge Zahar Ed., 1988, p. 357.
[15]*Ibid.*
[16]LACAN, J. (1972-1973). *O seminário, livro 20: mais, ainda*. Rio de Janeiro: Jorge Zahar Ed., 1985, p. 124.

consistentes[17]. "O homem, uma mulher, eu disse da última vez, não são nada mais que significantes"[18], e estes são tomados pela função fálica para constituir os semblantes. Ou seja, ou os semblantes seriam significantes imaginários e a função fálica tornou-se uma função imaginária ou a tese (1) é falsa. A afirmação de Lacan parece condensar nosso argumento: "O falo é, muito propriamente, o gozo sexual como coordenado com um semblante, como solidário a um semblante."[19] Mesmo que se tente desvinculá-lo do simbólico, em nenhum caso o semblante se restringe ao imaginário. Nos dicionários *Scilicet*, o semblante, em verbete, é definido, como "misto de imaginário e real"[20].

Mas em que análise se apoia a operação de desqualificação pela atribuição do gênero à dimensão imaginária? Na leitura que hierarquiza os registros do Imaginário, do Simbólico e do Real, e que se serve dessa hierarquia para

---

[17]"Se a gente se volta para a questão da identidade sexual, a tese de Lacan durante muito tempo, até 1972, precisamente, foi: 'Não há identidade sexual'. Há, claro, um significante, um semblante, o falo [...] mas esse significante não fornece uma identidade sexual. Ao contrário, ele projeta todas as manifestações sexuais, como diz Lacan, ao nível do parecer, logo ao nível do teatro, especificamente da comédia". Soler, C. Possibilidade de uma ética não individualista da psicanálise. *Stylus, revista de psicanálise*, Rio de Janeiro, nº 29, p. 23-29, novembro 2014. p. 26 apud. TEIXEIRA, M. Teoria de gênero e psicanálise. 2017, p. 3. Recuperado em http://www.campopsicanalitico.com.br/media/1301/teoria-do-g%C3%AAnero-e-psican%C3%A1lise.pdf

[18]LACAN, J. (1972-1973). *O seminário, livro 20: mais, ainda*. Rio de Janeiro: Jorge Zahar Ed., 1985, p. 54.

[19]LACAN, J. (1971) *O seminário, livro 18 – de um discurso que não fosse semblante*. Rio de Janeiro: Jorge Zahar Ed., 2009, p. 32-33.

[20]RUSSO, P. *Scilicet – os objetos a na experiência psicanalítica*. Rio de Janeiro: Contra Capa, 2008.

afirmar a força do último Lacan, dos anos 1970, contra o primeiro Lacan, dos anos 1950. A leitura que confia nas classes e em suas identidades é também aquela que subordinará o que vem depois, ou seja, à direita da diacronia da obra, ao que vem antes — ou seja, à direita da obra e seu momento originário.

Afirmamos que os "semblantes imaginários ou dêixicos performativos", situados no primeiro andar das fórmulas da sexuação como "homem" e "mulher", aproximam-se da concepção de gênero em Butler, entendido como iteração de práticas. Isso abriria uma pesquisa possível que é tentar mostrar como a noção de performativo pode enriquecer o conceito lacaniano de semblante.

Ignorando que decidir onde estão as bordas de um movimento textual é sempre criar uma moldura ou um enquadre, a segmentação por si só cria os critérios de incorreção textual:

> Pois, se as ditas fórmulas dizem respeito ao real do gozo e ao simbólico da função fálica, onde estaria o imaginário? Quando Lacan escreve $\forall x \, \Phi x$ (todo x é fi de x) para o homem, onde seria possível ler nesta fórmula o semblante com que um homem deve se apresentar para ser reconhecido como tal, segundo as modalidades da cultura na qual se insere? Onde, nas fórmulas, é possível encontrar o caráter performático tão característico do semblante?[21].

---

[21]TEIXEIRA, M.R. A diferença entre Butler e Lacan acerca da diferença sexual. 2017, p. 5. Recuperado em http://www.agalma.com.br/wp-content/uploads/2017/11/A-diferen%C3%A7a-entre-Butler-e-Lacan-acerca-da-diferen%C3%A7a-sexual.pdf.

De fato, nas fórmulas da sexuação, tal como escritas em sua tábua do seminário 20[22], não consta graficamente "semblante", "homem" ou "mulher", "masculino" ou "feminino". O equívoco é considerar que a teoria da sexuação se reduz a tais fórmulas e que não devemos ler em cima e à esquerda o significante "homem" e em cima à direita o significante "mulher", como Lacan faz ao falar das fórmulas da sexuação. Onde começam e onde terminam as "fórmulas quânticas da sexuação"? No espaço fechado entre linhas na página 105, edição brasileira, do *Seminário 20 ... Mais ainda*? Ou do intervalo que vai da página 466, e que começa com "De dois modos depende o sujeito aqui se propor, ser dito mulher. Ei-los:" ao segundo parágrafo da página 470 do texto *O aturdito*, na edição francesa?

Observemos que a primeira formulação da sexuação, envolvendo a escrita lógica da função fálica por meio de quantificadores, acontece em 17 de março 1971. Ali se sustenta que a universal afirmativa não presume nenhuma existência necessária, mas também se escreve o lado direito por meio das fórmulas $\forall x\, \overline{\Phi x}$ (algo como: "para todo x, não falo de x) e $\overline{\exists x}\, \Phi x$ (algo como "não existe x tal que falo de x"), escritas que só ocorrem nesta ocasião.

Na segunda formulação da sexuação, em 19 maio de 1971, aparece a diferença entre a negação foraclusiva na direita $[\overline{\exists x}\, \Phi x]$ e a negação discordancial na esquerda $[\overline{\forall x}\, \Phi x]$. É só na terceira formulação da sexuação, entre 8 dezembro de 1971 e 3 de março de 1972, que a escrita

---

[22]LACAN, J. (1972-1973). *O seminário, livro 20: mais, ainda*. Rio de Janeiro: Jorge Zahar Ed., 1985, p. 105.

das fórmulas se estabiliza em [$\overline{\exists x}\ \Phi x;\ \forall x\ \Phi x$] para o lado homem e [$\overline{\exists x}\ \overline{\Phi x};\ \overline{\forall x}\ \Phi x$] para o lado mulher. E é só na quarta versão da sexuação, em 13 de março de 1973, no seminário 20, que o andar de baixo, envolvendo a posição do sujeito e do falo no lado homem e a posição da castração, do objeto *a* e do Outro barrado, no lado mulher se apresenta. Mesmo assim, teríamos que ignorar que, no mesmo ano, no já citado *O aturdito*, será introduzida uma inversão do quantificador universal com o existencial na escrita das fórmulas que permitem obter "dois universais, dois *todos*, suficientemente coerentes para separar nos falantes [...] duas metades [...]"[23].

Por que nos autorizamos a ficar com a última formulação, e não com a primeira? Por que ignoramos a oscilação de construções e nos contentamos com as fórmulas dentro da caixa sem ler que elas precisam de embreantes para nos dizer qual lado é o lado que deve ser lido? Não seria essa pressuposição de que lemos da esquerda para a direita e de cima para baixo, só dentro da caixa, inferência de leitura *cis*, na qual o gênero concorda com a espécie de gozo? Ou se poderia dizer que essa seria uma apreensão masculina das fórmulas da sexuação, com o seu típico conceito de lado, e que haveria, portanto, uma leitura que "atravessa o lado", em acordo com o conceito de *trans*?

A teoria da sexuação tem sua origem no seminário 18, precisamente quando Lacan põe em xeque a ideia de Robert Stoller de que existira um núcleo, uma substância

---

[23]LACAN, J. (1972) O aturdito. In: LACAN, J. *Outros escritos*. Rio de Janeiro: Jorge Zahar Ed., 2003, p. 455.

fixada, referente à identidade de gênero. A partir daí, Lacan salta da teoria dos discursos para a teoria da sexuação. O semblante passa a ser encarado como um lugar no discurso e, enquanto sexualizado, atrela-se homem e mulher a um "parecer" dependente do reconhecimento do outro. Insistimos: nunca se deve negligenciar que a teoria da sexuação, além de fórmulas lógicas, engloba o semblante performativo; inclui, portanto, uma ligação de leitura, ou seja, de tradução e transcrição, entre o grafema lógico e a linguagem "natural". Esse nos parece ser o núcleo central de paradoxalidade explorado por Lacan entre a escrita e fala; entre o que se pode escrever, mas não dizer, e o que se pode dizer, mas não escrever; entre o que cessa de se escrever e o que não cessa de se escrever. O ofuscamento de tal fato faz emergir a restituição da "pureza" da psicanálise, derivada da pureza ou da impureza da leitura — o que, no fundo, só incentiva o monólogo epistemológico e o encastelamento sociopolítico.

2. O LADO MASCULINO NÃO TEM ACESSO AO OUTRO GOZO

Percebemos aqui que o "lado masculino", que decorre do exame do segundo andar das fórmulas da sexuação, tornou-se identificado com o "lado homem". É verdade que isso pode ocorrer, mas deixa de lado que Lacan fala em quatro identificações — não apenas em uma ou duas — para compor a sexuação, tal como aparece no seminário 21[24]. Lacan às vezes fala em identificação; em outras, em inscrição; e

---

[24]LACAN, J. (1973-74) *Le séminaire, livre XXI – Le non dupes errent* [Versão Staferla], p. 94.

em outra ainda, em escrita para se referir às fórmulas da sexuação, tanto para descrever sua relação com os semblantes quanto para falar da relação destes com a fantasia e com A mulher. Lacan ora utiliza os termos "homem" e "mulher", ora "macho" e "fêmea"; também fala em "masculino" e "feminino" ou "dois todos universais" sem que se saiba ao certo a que faceta do sexo ou da sexualidade ele está se reportando. Será que tal ambiguidade seria inofensiva? Consideramos que Lacan não pretendia abrir mão das várias chaves de leitura para investigar "homem" e "mulher" enquanto sexualmente diferentes. Tais diferenças são indissociáveis do discurso em que aparecem. Há, inclusive, várias referências entusiasmadas a respeito das descobertas genéticas.

Quando passamos de um texto que, na origem, era uma comunicação oral, repleto de incertezas e indefinições, na circunstância de uma pesquisa realizada em ato, no contexto da participação dos ouvintes e dos efeitos de cada aula sobre seu público, para um texto estabelecido, na forma de um livro, traduzido para outra língua, interpretado no interior de uma comunidade específica de interessados em psicanálise, ele assume um valor de lei e uma força de autoridade que é realmente incompatível com sua conjuntura de produção. "Lado masculino" às vezes equivale a "homem" enquanto significante, mas às vezes esses termos são tratados como conceitos. Outras vezes são meras indicações de personagens como, por exemplo, o fato de São João da Cruz estar no lado "mulher": "[...] como São João da Cruz... sim, porque não se é obrigado, quando se é macho, a se colocar do lado $\forall x \, \Phi x$, pode-se também se colocar do lado do 'não todo'. Há homens que estão nesse lugar tanto quanto as mulheres [...]."[25]

Ainda assim, poderíamos perguntar o que significa "situar-se do lado masculino"? Trata-se de uma inscrição permanente? Ou de uma fixação solúvel e deslocável pela palavra? Quando alguém "situa-se", isso implica que sua "situação" pode mudar conforme uma mutação de discurso ou é uma espécie de condição mais ou menos permanente? Quando se decide que alguém está "situado" no lado masculino? Em sincronia com a decisão de estrutura? Em algum momento da constituição do sujeito? Como isso se relaciona aos conceitos freudianos de fixação e bissexualidade?

Lacan nunca ofereceu uma resposta circunstanciada para essas questões. Sua pesquisa levanta problemas e implicações conceituais e clínicas jamais tratados, tais como a intersexualidade, a genitália ambígua, o travestismo e as diferentes formas de indeterminação de gênero e de combinação entre gênero, modalidades de gozo e montagens de fantasia.

Nesse momento tardio da sexuação, em que a dualidade homem e mulher está mais eminentemente em pauta, Lacan tende a dar vez ao falo em situação de adjetivo, qualificando tanto uma função (função fálica) quanto um gozo (gozo fálico) comum a homens e mulheres. Contudo, seu status não é de mais ou menos: homens não têm mais ou

---

[25] LACAN, J. (1972-1973) *Encore*. Versão Escola da letra freudiana. Rio de Janeiro, 2010, p. 154. Da mesma forma, mulheres também podem se colocar do "lado homem": "Quantificador $\forall x$, isto é, todo x é função, função matemática de Φ de x...Isso quer dizer que do lado em que (o homem) se coloca, em suma, por escolha... as mulheres são livres de aí se colocarem também, se isso lhes der prazer, hem? Todos sabem que há mulheres fálicas! LACAN, J. (1972-1973) *Encore*. Versão Escola da letra freudiana. Rio de Janeiro, 2010, p. 149.

menos acesso ao gozo fálico que as mulheres nem vice-versa — tal como se diferenciavam homens e mulheres pela quantidade calor na Grécia antiga ou à época do Renascimento, segundo Thomas Laqueur[26]. A função fálica é comum a homens e mulheres, e não serve de elemento de comparação quantitativa a diferenciá-los. Mas então o que fazer com as quantidades e gradientes, que são também eles elementos de discurso e de formalização de linguagem, como na semiótica tensiva[27] e de lógica? Se não há comparação de um relativo, também não há distinção a partir das modalidades de gozo enquanto artigos heterogêneos, como sustentamos em um trabalho recente[28] — homens podem ter acesso ao Outro gozo e mulheres acionam o gozo fálico.

Portanto, uma leitura que fixa o semblante, que é um significante, como "homem" ou "mulher" a um modo de gozo específico "fálico" ou "não-todo fálico" é uma apreciação que se equivoca em partir do semblante, ao identificar o significante "homem" com seu significado natural, ser do sexo masculino etc., e o significante "mulher" com a modalidade de gozo X e com a fantasia do tipo Y. Ou seja, eliminar o semblante ou reduzi-lo ao imaginário para então definir o gozo. É uma leitura de cima para baixo que nos leva ao impasse de: por que alguém saberia primeiro que

---

[26]LAQUEUR, T. W. *Inventando o sexo: corpo e gênero dos gregos a Freud*. Rio de Janeiro: Relume Dumará, 2001.
[27]Cf. RAVANELO, T.; DUNKER, C.I.L.; BEIVIDAS, W. Para uma Concepção Discursiva dos Afetos: Lacan e a Semiótica Tensiva. Psicol. cienc. prof. vol.38, no.1 Brasília Jan./Mar. 2018
[28]COSSI, R. K. *Lacan e o feminismo: a diferença dos sexos*. Annablume Editora: São Paulo, 2018.

é "homem" ou "mulher" e depois, que goza da maneira A ou B? Por que ler de cima para baixo e da esquerda para a direita[29], ou seja, por que ler de forma *cis*, e não de forma *trans*, as fórmulas da sexuação, como propusemos inicialmente em "*Semblante, Gozo e Fantasia*"[30]?

A resposta é simples: porque era assim que Lacan, leitor e falante do francês, fazia. Mas ora, isso significaria admitir que as fórmulas quânticas falam francês? Se tivessem sido desenvolvidas por um árabe, por um chinês ou em hebraico seriam diferentes? Vejamos então como se infiltra em nosso argumento algo que estaria sendo interpretado como exterior aos conceitos e a teoria, que é a língua na qual ela se expressa. A língua, como fenômeno cultural, envolve um uso da linguagem "natural" com seus preconceitos, ambiguidades e construções ideológicas. A língua envolve gramáticas normativas, cânones e estilos, gêneros e códigos. O significante é um fato da língua, não apenas da linguagem.

Qual é, então, o tipo de transcrição que queremos praticar, quando passamos do registro da língua e dos semblantes para o registro da escrita formal e da lógica, como é o caso do segundo andar das fórmulas da sexuação? A reposta intuitiva sugere que uma coisa se liga à outra de forma

---

[29]Por sinal, o próprio Lacan já dava indícios de se inquietar com nosso tradicional ordenamento de leitura das quatro expressões, chegando a propor outro movimento: "Agora, a questão é saber como, em meio a tudo isso, funciona algo que possa assemelhar-se a uma circulação" LACAN, J. (1971-1972) *O seminário, livro 18 – de um discurso que não fosse semblante*. Rio de Janeiro: Jorge Zahar Ed., 2009, p. 199.

[30]DUNKER, C.I.L. Semblante, Gozo e Fantasia: por uma transleitura da sexuação. In.: DAQUINO, M. (org.) *A Diferença Sexual: Gênero e Psicanálise*. São Paulo: Agente Publicações, 2017.

estável e definida ao modo de uma semântica, no qual x = "homem", por exemplo. Mas nada em Lacan autoriza um uso assim ingênuo da noção de significante. Nem mesmo se tratássemos aqui do registro do signo (ou da fantasia), que representa alguma coisa (o gozo) para alguém (um "homem" ou uma "mulher"), poderíamos confiar em tal nível de equivalência. É possível que a alocação da noção de semblante para definir esse primeiro andar, estabelecendo um primeiro tipo de olhar para a diferença sexual, justifique-se justamente porque o semblante cria uma unidade em estrutura de simulacro, simbólica e imaginária, que supõe uma verdade e que se articula com o Outro para produção de um valor.

Propor a intenção de dissociar a relação de necessidade lógica e biunívoca entre os diferentes andares da sexuação, mostrando que isso não representa uma contrariedade ao texto lacaniano, mas um ganho para a clínica do sofrimento de gênero, é algo que se acrescenta ao lacanismo. E que se acrescenta a partir de problemas sugeridos pela análise de Butler. Se há pesquisa em psicanálise, ela ocorre pela produção de novos problemas e de novos conceitos — que nem sempre serão recolhidos ao texto de Lacan em forma de uma mensagem pacificadora.

3. A IDENTIDADE NÃO TEM SUBSTÂNCIA

Se "homem" e "mulher" são semblantes, se semblantes são construções ou modos de parecer, se os modos de parecer baseiam-se na repetição ou uso de traços, ao modo performativo da linguagem (segundo a filosofia da linguagem anglo-saxônica) ou embreante (segundo a linguística francesa), e se essa repetição cria uma identidade, resta-nos esclarecer qual é a substância dessa identidade do semblante. Uma inspeção sobre o texto *O aturdito* dirá que o semblante é uma identidade sem substância ou uma falsa substância. Comentemos a leitura de Lacan sobre a posição $\exists x \, \Phi x$:

> O um que existe é o sujeito suposto [e não o "homem" ou "a mulher"] de que aí a função fálica não compareça. É apenas um modo de acesso sem esperança à relação sexual, a síncope da função que só se sustenta por ali ser semblante [*sembler*], por ali se emblemar [*s'y emblemer*] [como na função dêitica da linguagem a partícula do enunciado indica o sujeito da enunciação], diria eu, não podendo essas relação sequer bastar para inaugurá-lo [não é portanto, uma relação de fundação], mas sendo necessária, ao contrário, para completar a consistência do suplemento [o semblante completa e dá consistência para o que não tem] em que ela o transforma, e isso por fixar o limite em que esse semblante, já não é senão des-senso [*dé-sens*]. [...]. O real desta praia, posto que nela soçobra o semblante decerto "realiza" a relação [realiza no sentido pragmático da língua, no sentido em que dizer é fazer] da qual o semblante constitui o suplemento, porém não mais do que a fantasia sustenta nossa realidade.[31]

Ou seja, a identidade do semblante — neste caso, o da exceção — não possui substância alguma, ela é um tipo de

---

[31] LACAN, J. (1972) O aturdito. In: LACAN, J. *Outros escritos*. Rio de Janeiro: Jorge Zahar Ed., 2003, p. 459.

"esperança" ou de "emblema" que é "necessário", mas que não "inaugura" nada, nem subtrai nada, mas fixa um limite de preservação de sentido e portanto de perda (não-senso) do sentido. O semblante "realiza", isto é, o semblante "faz" ou "sustenta" algo. E ele o faz no sentido análogo ao que a fantasia, que "sustenta" nossa realidade — ou seja, na medida em que a fantasia tem estrutura de ficção e ampara nossa verdade. É essa também a posição do semblante na estrutura dos quatro discursos — o semblante (à esquerda, em cima da barra) se sustenta no lugar da verdade (à esquerda, embaixo da barra). O comentário mostra como teoria da sexuação e a teoria dos quatro discursos são solidárias. Isso é importante para entender como a sexuação pode ser, ao mesmo tempo, um processo estrutural e histórico.

Butler é herdeira das críticas de Foucault à psicanálise. Foucault, por sua vez, estudou a psicanálise como um acontecimento de discurso na história da sexualidade e da loucura no Ocidente cristão. Ainda que seu entendimento de discurso não seja o mesmo do de Lacan, e ainda que Lacan, presente à conferência de Foucault sobre *O que é um autor?*[32] tenha expressado sua concordância, poderíamos prosseguir indefinidamente em busca da fronteira entre os dois conceitos de discurso de tal modo a estabelecer as regras da relação de importação, exportação ou contrabando entre os dois autores. A estratégia da *trans-leitura* é outra. Ela parte da indeterminação primária do conceito de discurso e, consequentemente, de suas fronteiras. Do litoral assim

---

[32]FOUCAULT, M. (1969) *O que é um autor?* Lisboa: Nova Veja, 2009, 7ª. Ed.

formado trata-se de extrair, por erosão ou precipitação, como que a recolher conchas à beira de uma praia, os usos e semblantes necessários para fazer frente aos problemas que nos colocamos.

Por isso as críticas de Butler e Foucault a Freud e Lacan não se resolvem apenas pelo critério coerenticista de adequação ao texto, nem por proclamas de autoridade ou rebaixamento político. Por exemplo, Foucault afirma[33] que a psicanálise possui compromissos arqueológicos com a confissão pastoral cristã, mas também alega que a psicanálise de Lacan recoloca a questão da verdade em termos éticos. O que Foucault está chamado de psicanálise, enquanto gênero de discurso, é algo bastante diferente do que um psicanalista está disposto a reconhecer. Sem dúvida, podemos responder às críticas e construir arqueologias alternativas às de Foucault, como tentamos em *Estrutura e constituição da clínica psicanalítica*[34], mas isso pode ser feito mantendo-nos em nosso campo e sob domínio de nosso território, como é o caso das *leituras cis*, ou ainda passando para o outro lado — neste caso, assumindo, ainda que por razões metodológicas e de modo provisório, o ponto de vista do outro.

É esse movimento que decide e diferencia uma *leitura cis*, enraizada em sua identidade, de uma *leitura trans*, que não se resguarda nos semblantes de autoridade e pertencimento para responder sobre o lugar de onde se fala. *Passar*

---

[33]FOUCAULT, M. (1976) *História da sexualidade I: A vontade de saber*. Rio de Janeiro: Edições Graal, 1988.
[34]DUNKER, C.I.L. (2012) *Estrutura e Constituição da Clínica Psicanalítica: uma arqueologia da prática clínica, cura e terapia*. São Paulo: Annablume.

para o outro lado (*trans*) implica em suspender a prerrogativa possessivista sobre o ponto de vista da psicanálise para poder voltar a encontrar esse ponto de vista ao fim do percurso de leitura, e não na origem. É nesse ponto que as observações de Butler são interessantes — não apenas para criticar a ontologia da identidade por trás dos gêneros, mas para mostrar a afinidade entre a noção de gênero e a própria definição de psicanalista como um significante que é semblante para um conjunto de práticas e efeitos, mas não como um atributo essencial de identidade:

> Se a noção de uma substância é uma construção fictícia, produzida pela ordenação compulsória de atributos em sequência de gênero coerentes, então o gênero como substância, a viabilidade de *homem* e *mulher* como substantivos, se vê questionado pelo jogo dissonante de atributos que não se conforma aos modelos sequenciais ou causais de inteligibilidade.[35]

O ganho que temos ao ler autores que ambiguamente nos criticam, mas também nos elogiam, é nos fazer perguntar: qual psicanálise queremos? Ou de outra maneira: "Que psicanalista está à altura do gênero no qual se inclui?" As contestações de Butler convocam nosso reexame, tanto de aspectos teóricos — as noções de falo, simbólico, complexo de Édipo e diferença sexual, que não são tão óbvias assim — quanto das implicações sociais do discurso psicanalítico.

---

[35] BUTLER, J. (1990) *Problemas de gênero – feminismo e subversão da identidade*. Rio de Janeiro: Editora Civilização Brasileira, 2003, p. 47

Daí a longa crítica a Butler, apoiada em Žižek[36], Copjec[37] e Zupančič[38], que nos levam a salientar algumas tantas afinidades entre ela e a teoria lacaniana da sexuação.

Uma da reprimendas mais pertinentes das teorias de gênero à psicanálise é aquela que intui que, no fundo de nossas categorias clínicas, há algum tipo de essência ou substância estável que poderia nos dizer, efetivamente, que x = "homem" ou y = "mulher" pela atribuição de predicados, ainda que esses predicados sejam imanentes a categorias como desejo, modo de relação com a falta ou tipos ou identidades de gozo. Entendemos que uma das constantes mais instigantes do pensamento de Lacan é que ele, do começo ao fim de seu ensino, é um crítico da identidade. E para isso ele não promove apenas a diferença significante como paradigma da produção do sentido, determinada por elementos que não são idênticos a si mesmo. Ele também trabalha com a ideia de que não há autoidentidade ao nível do sujeito. A divisão subjetiva e seus inúmeros desdobramentos são uma mostra disso. Finalmente, há um terceiro tipo de não identidade, uma modalidade de diferença que toca a dimensão da própria substância de gozo.

Portanto, poderíamos levantar a hipótese de que há diferentes tipos de diferença na teoria lacaniana da sexuação. Para isso, teríamos que nos deslocar da crença de que

---

[36]ŽIŽEK, S. *The ticklish subject*: *the absent centre of political ontology*. Londres/Nova York: Verso, 1999.
[37]COPJEC, J. *Read my desire – Lacan against the historicists*. Cambridge MA/ Londres: MIT Press, 1994.
[38]ZUPANČIČ, A. Sexual difference and ontology, *E-flux journal* # 32, 2012.

o conceito de diferença é, ele mesmo, idêntico a si mesmo. Isso nos levaria a presumir que o conceito de diferença é o mesmo quando falamos de semblantes, de gozos e de fantasias. Longe de ser necessário, isso nos leva a redescobrir em Freud o uso diferencial da noção de diferença. Nele há uma diferença que parece subsumir uma identidade provisória, conforme a noção freudiana de *Differenz*, empregada em "narcisismo das pequenas diferenças" (*narzismus der kleines Differenzen*). Há um segundo tipo de diferença, que remete à produção de um conjunto, como em "Algumas consequências psíquicas da diferença (*Geschlechtunterschied)* anatômica entre os sexos", em que diferença se diz *Unterschied*.

Finalmente, há a diferença que se traduziria por uma disparidade, que nos remete à diferença como oposição pulsional, ou inversão, como se observa na diferença (*Verschiedenheit*) entre neurose e perversão. A *Verschiedenheit* implica que os diferentes predicados de um termo são indiferentes (*gleichgültig*) à diferença (*Unterschied*) entre eles mesmos. Cada um desses regimes de diferença compreende um conceito de gênero. O "gênero narcísico" como uma diferença que demanda reconhecimento; o "gênero de gozo" como uma diferença que não faz unidade; e o "gênero da fantasia", que se compõe como uma diferença sob fundo de unidade comensurável.

O que Butler chama "gêneros ininteligíveis" que nos parece compatível com a tese de que "A mulher que não existe" assinala exatamente esses diferentes tipos de diferença. Joga mais precisamente com o fato de que a diferença não é simétrica em um plano e em outro. Isso não significa dizer que uma é uma diferença imaginária, outra simbólica e a terceira é real. Esse tipo de facilidade classificatória ignora que, na experiência da identidade, há também diferença, como é o caso da tensão narcísica.

As diferentes modalidades de diferença em psicanálise tornam ainda mais agudo o problema da definição do próprio discurso psicanalítico. Na medida em que a psicanálise se enraíza na cultura como um gênero de prática clínica, como um gênero universitário ou como um gênero de discurso, ela tende a identificar seu próprio vocabulário e sua própria semântica como critério de reconhecimento. Desde então ela começa a perscrutar a fronteira entre "o analítico" e "o não analítico". Começamos a pensar como burocratas que tem "suas" áreas, "suas" disciplinas e "seus" domínios, confundindo rigor teórico com rigidez identitária. Esta patologia da identidade esquece completamente de que nossos autores fundadores importavam conceitos de áreas as mais remotas e improváveis.

Mas trazer conceitos de uma outra teoria, prática que Lacan usa e abusa ao longo de todo seu ensino, tornou-se agora uma "intervenção forçada", traduzindo conceitos de *corpus* teóricos diferentes. Como se uma teoria fosse uma raça pura, que não deve ser misturada, traduzida ou comparada. Isso não é apenas de grande ingenuidade epistemológica — antes de tudo, tal perspectiva comporta um essencialismo e um referencialismo no método de leitura que é profundamente antilacaniano. Ao decretar que essa é uma prática "improdutiva", que desencaminha os "leitores iniciantes", age-se como um típico purificador ideológico que só vê política naquela que não é a sua.

A alegação de que Butler "reduz o que seria da ordem da identidade ao caráter performático dos atos" é inexata, e comporta, no mínimo, dois deslizes. Primeiro, em Butler, gênero não é sinônimo de identidade, haja vista a crítica que endereça à tese do *núcleo de identidade de gênero* de Stoller:

> Desse modo, a aparência de uma substância permanente ou de um eu com traços de gênero, ao qual o psiquiatra Robert Stoller se refere como o "núcleo do gênero", é produzida pela regulação dos atributos segundo linhas de coerência culturalmente estabelecidas. E resulta que a denúncia dessa produção fictícia é condicionada pela interação desregulada de atributos que resistem à sua assimilação numa estrutura pronta de substantivos primários e adjetivos subordinados.[39]

Ou seja, existem atributos ou predicados referidos ao gênero, que são estruturalmente não absorvíveis; há sempre algo que escapa à performance e que obstaculiza construções identitárias totalizadas. Neste sentido, segundo ponto: devemos ir além de *Problemas de gênero*[40] para sermos justos com as teses de Butler. Em *The Psychic Life of Power*[41], a filósofa desenvolve sua teoria a respeito da constituição do sujeito melancólico, fruto da impossibilidade de reconhecimento e enlutamento da homossexualidade primária. A não inserção dessa tendência na esfera discursiva e no campo do performático bloqueia seu processo de luto, participando da constituição do sujeito enquanto melancólico. De toda

---

[39]BUTLER, J. (1990) *Problemas de gênero – feminismo e subversão da identidade*. Rio de Janeiro: Editora Civilização Brasileira, 2003, p. 47-48.
[40]*Ibid.*
[41]BUTLER, J. *The psychic life of power: theories in subjection*. California: Stanford University Press, 1997.

forma, o que nos interessa apontar é que Butler admite que nem tudo do gênero é "performatizável". Anos mais tarde, em *Undoing Gender*[42], ela inclusive salienta importância de se levar em conta o caráter pulsional do corpo.

Feito esse parêntese, retomemos. Mais uma vez, para ler rigorosamente as fórmulas é preciso contar com um primeiro andar onde, do lado esquerdo, está o semblante "homem" e, do lado direito, está "mulher". Tais posições produzem "aparência de substância", e essa substância seria o gozo, mas aqui é preciso ler Lacan como um crítico de Aristóteles. Talvez esta tenha sido sua batalha final. Ou, conforme *O aturdito*: "De dois modos depende o sujeito aqui se propor, se dito mulher"[43] — no que compete à sua inscrição não-toda fálica. Ou também:

> [...] o que é disjuntivo entre o gozo e o semblante, porque ela é a presença desse algo que ela sabe, ou seja, que, se o gozo e o semblante se equivalem numa dimensão do discurso, nem por isso deixam de ser distintos na prova que a mulher representa para o homem, prova da verdade, pura e simplesmente, a única que pode dar lugar ao semblante como tal.[44]

Perspectivas excessivamente endógenas da psicanálise e suas *cis-leituras* tendem a esquecer que os semblantes

---

[42]BUTLER, J.*Undoing gender*. Nova York/Londres: Routledge, 2004.
[43]LACAN, J. (1972) O aturdito. In: LACAN, J. *Outros escritos*. Rio de Janeiro: Jorge Zahar Ed., 2003, p. 466.
[44]LACAN, J. (1971) *O seminário, livro 18 – de um discurso que não fosse semblante*. Rio de Janeiro: Jorge Zahar Ed., 2009, p. 34.

"homem" e "mulher" fazem parte da leitura das fórmulas da sexuação. Ignoram, assim, as dezenas de menções nas quais Lacan toma "homem" e "mulher" como semblantes, ou as diversas vezes nas quais ele fala dos semblantes enquanto dêixicos ou *shifters*. Tentando proteger Lacan de Butler, o conservadorismo psicanalítico afasta a noção de semblante de suas raízes na noção linguística de dêixico e de enunciação. Associando o conceito de performativo apenas com o Austin de *Quando dizer é fazer*[45], esquecem-se de que Jakobson e Benveniste ou Ducrot e Todorov nunca ignoraram as propriedades pragmáticas da linguagem. Vemos, assim, como o preconceito cultural age também na distância tomada com relação aos autores, mais do que ao valor conceitual do que se aborda. Cruzar fronteiras culturais e ultrapassar as geografias epistêmicas que herdamos de outros momentos da teorização e da prática psicanalítica é decisivo para inventar outras formas de ler.

4. A LEI SIMBÓLICA E AS NORMAS SOCIAIS

Quando o lacanismo antifeminista limita a sexuação à suas fórmulas lógicas, contidas no segundo andar, presume-se que elas podem operar no vazio, sem nenhuma antropologia de base, sem nenhuma tradução aos usos locais da língua, sem nenhuma paridade com o plano dos discursos (onde nasce o conceito de semblante). Prescindindo de qualquer decisão de leitura quanto aos modos de dizer e do dito, ele torna a psicanálise um idealismo defensivo,

---

[45]AUSTIN, J. L. (1955) *Quando Dizer é Fazer*. Porto Alegre: Artes Médicas, 1988.

anódino a qualquer problema que não o seu uso privado, autocoerente e, é claro, inquestionada. A teoria da sexuação não se reduz às fórmulas da sexuação. Ela requer uma passagem dos conceitos para as fórmulas e das fórmulas aos matemas. A sexuação assim posta torna-se imune à história e às suas variações narrativas. Ela nada importa para os padrões e para as normas sociais, muito menos para a sua aplicação diferencial, em conformidade com o que Freud chamava moral dupla.

O quesito da diferença sexual não se restringe à disparidade entre o gozo fálico e não todo-fálico. Isso seria reduzir a teoria da sexualidade em psicanálise, ignorando que ela se apresenta conexa com a noção de fantasia (andar de baixo) e com a noção de semblante (andar de cima). E a noção de fantasia em Lacan não pode ser dissociada da dimensão local da lei e da forma como ligamos, a cada momento, a lei simbólica com sua tradução em normas sociais.

Neste ponto, a *cis-leitura* psicanalítica pode se tornar realmente perigosa, pois tenderá a se fazer equivalente à universalidade abstrata e perene da lei simbólica, com a justificativa de sua tradução em normas e regulamentos convencionais, que vão do ordenamento jurídico à moral sexual civilizada. É por esse erro crasso que psicanalistas podem se posicionar contra o casamento homossexual ou contra a adoção de filhos por famílias homoparentais, em uma confusão elementar e etnocêntrica entre modalidades antropológicas de famílias (normas) e a lei simbólica (estruturas de linguagem). Esse é o tipo de universalismo convencional que dispõe a prática clínica para a reprodução de padrões normativos, encobertos por um tipo de universalidade cuja proveniência é o discurso da ciência. Não é assim que Lacan pensa a cientificidade da psicanálise, com suas raízes nas ciências da linguagem, mas também na antropologia e na história; e também não é assim que Lacan pensa a sexuação.

É essa limitação de análise que leva a leitura *cis* da sexuação ao equívoco de entendimento quanto à explicitação de uma antropologia de base, que Lacan procura e pratica fartamente com seus exemplos sobre *Totem e Tabu*, bem como no uso da mística renana do século XII, com as referências à lírica amorosa epistolar.

A mesma imputação duvidosa será atribuída ao emprego que Butler faz do conceito de pulsão. É certo que essa aplicação de Butler é mais laplanchiana do que lacaniana, mas daí a dizer que a expressão *diferença sexual pulsional*[46] é inválida, como defende Teixeira[47], porque não há pulsão masculina ou feminina, ou porque a pulsão é acéfala implica o tipo de naturalização das regras sociais que irrita com razão feministas, assim como qualquer um que não pensa a psicanálise sob o prisma da indiferença política. Qual parte de *Teorias sexuais infantis* ou de *Algumas consequências psíquicas da diferença anatômica entre sexos* teremos que citar para lembrar que Freud associa o modo passivo da pulsão com a feminilidade e o ativo, com a masculinidade? Como entender tal conexão senão tornando contingente a ligação entre

---

[46]COSSI, R. K.; DUNKER, C.I.L. (2017) A Diferença Sexual de Butler a Lacan: gênero, espécie e família, 2017. p.8
[47]TEIXEIRA, M.R. A diferença entre Butler e Lacan acerca da diferença sexual. 2017, p. 12. Recuperado em http://www.agalma.com.br/wp-content/uploads/2017/11/A-diferen%C3%A7a-entre-Butler-e-Lacan-acerca-da-diferen%C3%A7a-sexual.pdf.

o que Freud chamava de modo de satisfação "masculino" e "feminino", o que nossas regras sociais constroem historicamente como "homem" ou "mulher" e o que nossas fantasias nomeiam com "homossexual", "heterossexual", "bissexual" e assim por diante?

Argumento semelhante deverá ser usado para justificar a insistência no conceito de falo. Não basta dizer que o pênis não é o falo, e que o falo não é um objeto nem uma fantasia, mas um significante. Será preciso ser consequente com a história deste elemento, e nesse ponto Lacan jamais recorreu à teoria da arbitrariedade do signo para justificar uma acriticidade dos seus modos de uso. Pelo contrário, suas etimologias mais ou menos retóricas, seus neologismos, seu emprego sistemático do Litré e do Wartenburg para a recuperação etimológica do valor das palavras é uma condição invariável de seu método de investigação. Suas descobertas e proposições renovadas de termos gregos e latinos são exemplos claros de que a história da língua conta e que o Outro não é um tesouro imóvel de significantes.

É essa leitura kantiana de *Problemas de gênero*[48] que dissemina o engano que, "para Butler, se a linguagem determina a nossa relação com o corpo e o sexo, logo a anatomia não tem nenhuma importância e o sexo deve ser totalmente dissociado do corpo"[49]. Tal julgamento ignora

---

[48]BUTLER, J. (1990) *Problemas de gênero – feminismo e subversão da identidade*. Rio de Janeiro: Editora Civilização Brasileira, 2003.
[49]TEIXEIRA, M. R. Notas sobre a teoria do gênero e a psicanálise. 2016, p.8. Recuperado em http://www.campopsicanalitico.com.br/media/1283/notas-sobre-a-teoria-do-g%C3%AAnero-e-a-psican%C3%A1lise.pdf

que o livro seguinte de Butler é *Bodies that matter*[50]. Frases que envergonham o leitor psicanalista pelo que imputam a Butler e ao feminismo que teriam tornado irrelevante o "sexo anatômico". Como se nunca tivéssemos lido Gayle Rubin, essa leitora de Levi-Strauss e de Lacan, nem ouvido falar do dispositivo sexo-gênero, ou de sua definição da "psicanálise como uma teoria feminista *manqué*"[51], feita há mais de trinta anos.

5. IDENTIDADES DE GOZO: SIMBÓLICO E REAL, MAS NÃO IMAGINÁRIO

O essencialismo psicanalítico na *leitura cis* da sexuação frequentemente se alimenta da paixão pela formalização matemática que rapidamente dá margem ao universalismo idealista. Todo o vocabulário machista, as narrativas literárias que nos ensinaram o que significa feminilidade ou masculinidade, os discursos que distribuem poder diferencialmente para um lado ou para outro, as disciplinas corporais e suas prescrições e interdições eróticas, ou seja, toda a história de sofrimento e segregação que acompanha a relação entre os gêneros só pode ser olhada com indiferença pelo bom leitor da sexuação como transcendental kantiano. Essa história não nos afeta, e não podemos nela intervir, pois somos como o urso polar e a baleia — pertencemos a territórios diferentes.

---

[50]BUTLER, J. *Bodies that mattter: on the discursive limits of sex*. Routledge: NY/London, 1993.
[51]RUBIN, G. *The traffic in women: notes on the "political economy" of sex*. 1975, p. 185. Recuperado em: <https://genderstudiesgroupdu.files.wordpress.com/2014/08/the-rraffic-in-women.pdf>.

Afinal, a economia de poder é reduzida ao excêntrico da história, como se Freud não tivesse nenhum papel no reconhecimento do sofrimento das mulheres e em seu deslocamento do campo da moralidade para o do desejo. Ignora-se também o papel de Lacan no desenvolvimento das teorias feministas. Lembremos como Freud debateu com Deutch e Horney, que deram sustentação teórica ao movimento feminista de sua época. Lembremos como Lacan comenta as teses de Stoler, o psicanalista inventor da noção de gênero[52]. Não vamos esquecer da relação mais visceral de Lacan com o feminismo na figura de Luce Irigaray intervindo nos Seminários 12 e 14. Não vale a pena ocultar que Lacan comenta com entusiasmo a peça de teatro de Hèlénè Cixous no seminário 23. Rememoremos como ele enaltece a qualidade do trabalho *Polyloque*, de Julia Kristeva, no seminário 24. Vamos sair da amnésia e olhar de frente o fato de que foi Michèle Montrelay quem apresentou a Lacan *O arrebatamento de Lol Von Stein*. Luce, Michele, Hèlénè, Julia, sem falar em Millot ou na sua própria filha Judith, recentemente falecida. Ainda assim, se verá circulando a inconsequência histórica que se baseia no argumento da pessoa de Lacan para dizer que ele tinha aversão por militantes. Como se o esquecimento não fosse o outro nome da ideologia.

Mas este movimento não é externo à compreensão da sexuação. Ela é colocada em lugar de exceção aos interesses e vicissitudes imaginárias. As análises de Agamben poderiam ajudar a salientar como há uma política de leitura que definirá um único registro de exceção como forma de

---

[52] Cf. LACAN, J. (1971) *O seminário, livro 18 – de um discurso que não fosse semblante*. Rio de Janeiro: Jorge Zahar Ed., 2009, p. 30-1.

manter a unidade da lei. A lei se funda em uma exceção, e tão somente em uma exceção, idêntica a si mesma em sua abstração lógica. Esta é uma das características da *leitura cis*. Um dos aspectos inovadores da teoria da sexuação em Lacan é mostrar como a exceção masculina não é idêntica a á exceção feminina. Se ambas fundam universais, elas não o fazem da mesma maneira. Há diferentes diferenças na exceção, quer tomemos a que decorre da apreciação pela particular máxima e a que envolve o exame pela particular mínima em Aristóteles. Basta ler a minuciosa reconstrução deste ponto em Le Gaufey[53], ou a indicação nominal de Lacan ao texto de Brunschwig[54]. A exceção não apenas funda o universal como o desconstitui ou o fratura, de acordo com a paráfrase que usamos, para resumir a afirmação de Lacan de que "[...] não há universal que não deva ser contido por uma existência que o negue"[55].

A *leitura cis* pratica o mesmo erro que se supõe a Butler. Coloca palavras no texto de Lacan que nunca foram empregadas por ele como, por exemplo, "identidade de gozo"[56].

---

[53] LE GAUFEY, G. *El notodo de Lacan: consistencia lógica, consecuencias clínicas*. Buenos Aires: El cuenco de plata, 2007.
[54] BRUNSCHWIG, J. *La proposition particulière chez Aristote*. In: *Cahiers pour le Analyse*, n. 10, 1969, p. 1.
[55] LACAN, J. (1972) O aturdito. In: LACAN, J. *Outros escritos*. Rio de Janeiro: Jorge Zahar Ed., 2003, p. 450.
[56] "Lacan parte de uma concepção da diferença sexual enquanto posicionamentos distintos ante o falo, que não chegavam a constituir identidades, para formular, nos últimos anos do seu ensino, as identidades sexuais enquanto identidades de gozo." (TEIXEIRA, M.R. A diferença entre Butler e Lacan acerca da diferença sexual. 2017, p. 11. Recuperado em http://www.agalma.com.br/wp-content/uploads/2017/11/A-diferen%C3%A7a-entre-Butler--e-Lacan-acerca-da-diferen%C3%A7a-sexual.pdf)

Ainda que Soler e Melman o façam, ambos reconhecem que o ponto de partida é que "não há identidade sexual". Entenda-se identidade sexual como conjunção necessária e essencial entre tipo de semblante, modalidade de gozo e forma de fantasma. É essa conjunção que Butler critica como paradigma heteronormativo, genital compulsório.

Essa visão quer nos fazer comprar, qual ventríloquo de Lacan, que existe uma identidade do conceito de diferença sexual na obra lacaniana. Que no primeiro andar da sexuação (a diferença de semblantes), o segundo andar (a diferença e não proporcionalidade entre gozo fálico e não-todo-fálico) e o terceiro andar (onde se escreve a diferença com a fantasia), são idênticos. Por isso, ele passa de "identidades sexuais" para "identidades de gozo" e daí para a "identidade de gênero". Por motivo análogo, ele ignora que a tese de que "A mulher não existe" ou de que "não há a relação sexual" possuem consequências críticas sobre a concepção essencialista de gênero.

Por isso também, ele não considera um "argumento sólido"[57] lembrar que identificação, escolha de objeto e satisfação pulsional são aspectos diferentes da teoria psicanalítica da sexualidade. Há distintas incidências da noção de "diferença sexual". A *leitura cis* da teoria lacaniana de sexuação é uma forma de preservar a identidade de gênero, de sexo e de gozo, justamente o que as teorias de gênero mais avançadas querem criticar. O esforço de rigor e precisão que tivemos para dizer o contrário, ocasionado pela pesquisa de Butler,

---

[57]TEIXEIRA, M.R. A diferença entre Butler e Lacan acerca da diferença sexual. 2017, p. 10. Recuperado em http://www.agalma.com.br/wp-content/uploads/2017/11/A-diferen%C3%A7a-entre-Butler-e-Lacan-acerca-da-diferen%C3%A7a-sexual.pdf.

é percebido apenas como uma tendência para manipular a leitura de Lacan em favor de Butler. É possível um parecer identitarista da sexuação, mas é isso que queremos? Será essa a melhor maneira de subsidiar a nossa clínica? Posições identitaristas tendem a patologizar aquilo que não está em acordo com a identidade esperada para os sujeitos, caminho que levou ao entendimento histórico de que as homossexualidades seriam formas patológicas de identidade.

A INDIFERENÇA POLÍTICA EM MATÉRIA DE SEXUAÇÃO

A discussão sobre Butler leva psicanalistas a explicitarem disposições e a argumentarem como entendem a teoria psicanalítica da sexualidade. Mas depois disso a crítica escorrega para a mais banal confusão, semelhante a que escutamos na porta do SESC em São Paulo. Enquanto queimava-se o boneco de Judith Butler, cercado por cruzes exorcistas, repetia-se que "ela não é séria, ela é apenas uma forma de ideologia de gênero, ela tem um programa político". Os adeptos da psicanálise sem partido, aqueles que se acreditam seguros e confortáveis "dentro da psicanálise", sem contato ou contaminação ideológica alguma, cujo único argumento crítico é "você não leu corretamente o que Lacan disse", ficarão satisfeitos em declarar que a aproximação com uma autora como Butler só pode levar a uma ideologia da psicanálise ou na transformação desta em uma visão de mundo. Outros dirão que, se pensamos que a *noção de gênero é compatível com a teoria psicanalítica*, sobretudo lacaniana, é porque não queremos ver diferenças e queremos ignorar diferenças. O medo de contaminação, o horror ao sotaque butleriano-foucaultiano concorre com o estigma da universidade e a crítica aos professores de psicanálise que estariam empastelando Lacan em uma falta de rigor e uma dispersão massificante.

Bom mesmo é o "diálogo entre pares" de nosso condomínio, sem sotaque estrangeiro. Como naquelas brincadeiras infantis, tem gente que gosta de ficar "guardando caixão" bem quentinho ali no "piques", sem sair ou se arriscar. Protegidos entre muros, livres da perigosa militância, contra a temível política. Não passa pela cabeça daqueles que querem uma psicanálise sem gênero que é justamente essa atitude que se pode chamar de ideologia? Quando tentamos introduzir nosso interlocutor no extenso debate entre estudos de gênero e psicanálise, postando um texto de Sam Miel[58] que rebate argumentos de Žižek, a ignorância aumenta ainda mais porque, obviamente, o último é um perversor político da psicanálise, um epígono do marxismo cultural lacaniano.

---

[58] https://lavrapalavra.com/2016/10/24/zizek-esta-errado-sobre-algumas-coisas/

CHRISTIAN INGO LENZ DUNKER

SEMBLANTE, GOZO E FANTASIA: POR UMA TRANSLEITURA DA SEXUAÇÃO

1. POSIÇÃO DO PROBLEMA

Ainda não é certo o estatuto da teoria lacaniana da sexuação diante da problemática política e epistemológica representada pelas teorias de gênero. Isso decorre do fato de que o próprio entendimento das fórmulas da sexuação não pode ser considerado consensual entre os comentadores de Lacan. Em outro lugar[1], apresentei a ideia de que essas leituras podem ser organizadas em dois grupos, conforme dois paradigmas divergentes, que se mostravam em Freud em relativo antagonismo. De um lado, ele apresenta uma teoria sexual infantil conhecida como premissa universal do falo, segundo a qual inicialmente a criança acredita que todos os seres são dotados de falo, para gradativamente

---

[1] DUNKER, C.I.L. *Por que Lacan?* São Paulo: Zagodoni, 2016.

restringir essa hipótese aos seres animados e destes para os humanos, até chegar à última posição representada pela mãe. Retenhamos aqui que o falicismo universal é declarado antes como uma teoria particular, ao lado da fantasia cloacal e da cena primária, para só nos textos de 1923 adquirir estatuto metapsicológico de disposição universal à interpretação da diferença sexual e das corporeidades que lhes seriam correspondentes. Pode-se argumentar que a descoberta do caráter universal do falicismo depende da convergência dos estudos clínicos, notadamente em torno da fobia, com a formulação de uma antropologia na qual a diferença sexual é remetida ao mito fundador da civilização apresentado em *Totem e Tabu*. Contudo, remanesce a pergunta: o que seria o falicismo? Uma forma de gozo, um significante da diferença sexual ou uma fantasia especificada por um gênero narrativo bem específico que é a teoria (*teoria sexual infantil*)?

Essa diferenciação poderia ser contrastada com um segundo ponto de partida, que argumentará que uma das ideias mais antigas — e mais permanentes de Freud, ademais tomada de Fliess — afirma a disposição bissexual dos seres falantes. O monismo do falo combina-se, então, com o dualismo da bissexualidade. Reunidos, os dois paradigmas geram o entendimento de que a castração é um operador que reinterpreta e dialetiza a incidência da falta entre atividade e passividade, entre fálico e castrado, entre masoquismo e sadismo e, ao fim, entre masculinidade e feminilidade.

A asserção de que o dualismo seja inerente à gramática pulsional inspira o que certas feministas chamam binarismo; e tal pressuposição informa a teoria psicanalítica dos gêneros — uma vez conectada ao binarismo do significante, críticas são levantadas, o que merece nossa atenção. Recentemente, Rafael Cossi[2] mostrou que o ponto nodal da relação entre Lacan e feminismo, de Simone de Beauvoir a Preciado, passando por Irigaray, Rubin e Butler, não está no anacronismo de teses como a libido masculina, a leitura da homossexualidade, o caráter normativo do sistema totêmico-edipiano ou o binarismo significante, mas na forma como se deve pensar o conceito de diferença.

A objeção mais simples aqui é que a tese lacaniana da não relação sexual, lida como não proporcionalidade entre os sexos, caracterizaria, ainda assim, um tipo de essencialismo binário, mesmo que não complementar. Teríamos, assim, uma espécie de leitura *cis* das fórmulas da sexuação. Chama-se *cisgênero* o sujeito no qual a identidade de gênero coincide com seu sexo biológico ou com sua designação social. *Cis*, em latim, quer dizer "*do mesmo lado de*", como em Cisjordânia (do mesmo lado da Jordânia) e Transjordânia (do outro lado da Jornânia). O cisgênero, de acordo com Jesus[3], é um conceito que abarca as pessoas que se identificam com o gênero que lhes foi determinado no momento de seu nascimento, ou seja, as pessoas não-transgênero. As leituras cis-gênero da sexuação entendem que os seres falantes dividem-se em dois: os *homens*, que se inscrevem em um tipo de gozo (fálico) e uma posição de fantasia

---

[2]COSSI, R. K. *Lacan e o feminismo: a diferença dos sexos*. São Paulo: Annablume Ed, 2018.
[3]JESUS, J.G. *Orientações sobre Identidade de Gênero: conceitos e termos*. Brasília: EDA, 2012.

específica (do lado do falo e como sujeitos divididos), e as *mulheres*, que se inscrevem em outro tipo de gozo (suplementar) e se colocam na fantasia na posição de objeto (*a*), respondendo também pelo Outro barrado (Ⱥ). *Homens* e *mulheres* não são definidos por sua biologia corporal, mas são significantes diferidos por sua relação ao falo, segundo uma dialética entre ter e ser.

Assim, a teoria lacaniana do sujeito, da qual se deduzem as estruturas clínicas, concerne apenas ao lado esquerdo das fórmulas da sexuação, que traduz o paradigma totêmico-edipiano em psicanálise. As mulheres, por sua vez, possuem uma dupla inscrição, tanto do lado fálico, em que se pronuncia a histeria, e também no lado não-todo-fálico, disso se extraem consequências clínicas para certos modos de sofrimento, como a devastação (*ravage*). Dessa leitura surgem perguntas como: alguém pode alterar sua inscrição de gozo? De que forma o tratamento psicanalítico incidiria sobre tais inscrições de gozo? Como a teoria da sexuação se relaciona com a problemática dos gêneros, da experiência transexual, da intersexualidade ou das homossexualidades?

Toma-se como premissa da concepção lacaniana da sexuação a noção de letra e, consequentemente, a de leitura. Poder-se-ia então inferir a existência de modalidades de leitura associadas com as consequências da sexuação? Em caso afirmativo, depreenderíamos a existência de uma leitura *cis* das fórmulas da sexuação, ou seja, uma leitura na qual a posição do sujeito é necessariamente vertical e sincrônica para os três andares. Uma vez de um lado, sempre do mesmo lado. Em contrapartida, poder-se-ia argumentar a existência de leituras transversais da sexuação?

Na leitura *cis*, estar do lado "homem" significaria inscrever-se respectivamente como semblante "homem", partilhar um modo de gozo — fálico — no qual a existência de uma exceção (o pai da horda primitiva) articula-se com um universal (da castração), formando um conjunto e uma unidade. Estar do lado "homem" significa tomar a mulher como objeto *a*, desde a posição de sujeito, e deixar-se tomar no lugar de falo. Ainda que o lado "mulher" não perfile uma correspondência com o lado homem, uma vez que não escreve a formação de um conjunto, melhor seria dizer o *conjunto aberto* d'A mulher — A *mulher não existe*. Sua modalidade de gozo correspondente caracteriza-se pelo não-todo (*pas-tout*) fálico, envolvendo a conjugação de um segundo tipo de excepcionalidade (não há nenhuma que não) — não-toda mulher está inscrita na função fálica.

Podem existir homens, como San Juan de la Cruz, tal como acompanhamos em Lacan[4], que se colocam do lado "mulher". Mas quando eles o fazem, inscrevem-se triplamente no lado "mulher". De fato, o primeiro aspecto formal da sexuação é que ela se apresenta em três andares, e não em quatro ou em dois. Podemos dizer que, no primeiro e superior andar, encontramos uma divisão entre dois tipos de semblantes. Ambiguidade semelhante aparece quando Lacan afirma, tendo em conta o terceiro andar, que homossexual é todo aquele que ama as mulheres, independentemente de seu sexo biológico.

---

[4]LACAN, J. (1972-1973) *Encore*. Rio de Janeiro: Escola Letra Freudiana, 2010.

Cada andar corresponde a uma dimensão, e cada dimensão presume uma articulação entre Real, Simbólico e Imaginário, assim como uma abordagem específica da linguagem. A ideia de *menção* alude à morada da linguagem (*mansion*) e ao poder designativo da linguagem (*mension*). O conceito de letra e suas noções conexas, como as de inscrição, traço, marca, bem como significante e discurso, tornam-se, assim, pré-requisitos para entender a teoria da sexuação.

Por exemplo, o primeiro andar parece estar ligado à noção de uso. Nele, "homem" ou "mulher" são fenômenos de linguagem, definidos por experiências de reconhecimento e interpelação. *Homem* é aquele que se reconhece quando este significante é evocado. Há tantas formas de fazê-lo quantas formas de ligar este enunciado com a sua enunciação, ou este dito com o dizer que lhe corresponde. Até aqui, Lacan comporta-se como um construcionista radical que lê os sexos como fenômenos de linguagem e repetição, de história e de poder.

O segundo andar pode ser descrito como a dimensão de gozo, a *di(t)mension du jouissance*. Ele não envolve o mesmo entendimento de linguagem como língua assumida pelo sujeito que fala, mas trata da linguagem em sua relação com o pensamento e o ser, mais precisamente a linguagem em estrutura de proposições com seus predicados e valores de verdade.

O terceiro andar da sexuação traduz a problemática do fantasma, ou seja, todos os modos de relação do sujeito com o objeto — com exceção da identidade. Temos, então, as séries ou cadeias significantes, as vozes ativa, passiva e média, a interpelação superegóica e a função nominativa dos nomes próprios, em particular do nome-do-pai. Neste plano, agrupamos as gramáticas de escolha de objeto, a retóricas amorosas e a dialética do desejo. Esse campo compreende, em termos da teoria da sexualidade, temáticas como a escolha heterossexual, homossexual, homoerótica e assim por diante.

Geralmente, entendemos que a grande novidade da sexuação está na forma de conceber o gozo, particularmente o gozo feminino, esquecendo-nos de perguntar por que são três andares, e não simplesmente um. A leitura *cis* concebe o andar de cima e o de baixo como uma espécie de legenda ou de ilustração para o que seria essencialmente distintivo, no caso, as formas de gozo.

2. TRANSLEITURA

É por isso que pensamos em propor uma conjectura alternativa, aqui chamada de leitura *trans*, ou de *transleitura*, caracterizada pela reaplicação do princípio da não totalidade à própria relação entre os andares. A hipótese é de que essa relação pode ser de contingência, e não de necessidade, de tal maneira que poderíamos distinguir e precisar a diferença entre gênero, gozo e fantasia como uma diferença interna, e não opositiva complementar. A hipótese consiste apenas em radicalizar, de forma modificada, a tese de Freud[5] de quanto à sexualidade existe uma *independência*

---

[5] FREUD, S. (1920) A psicogênese de um caso de homossexualismo numa mulher. In: FREUD, S. *Obras psicológicas completas*: Edição Standard Brasileira. Rio de Janeiro: Imago, 1996.

entre a identidade psíquica, a escolha de objeto e os caracteres sexuais anatômicos. Pensamos que "independência" aqui é um equivalente formal de contingência, e que os três níveis implicam distinção (*Unterschied*); supõe cada qual um tipo específico de *diferença* (*Diferenz*), tanto na relação com seu próprio lado (a diferença *cis*) quanto com relação ao outro lado (a diferença *trans*).

Isso significará apresentar os três andares das fórmulas da sexuação não apenas ao modo de um edifício dividido em patamares, com duas portas em cada um deles, mas como *andares*, no sentido do futuro do subjuntivo do verbo andar, como na música de Altemar Dutra: "Por onde tu andares, na certa encontrarás, em tudo uma lembrança de que ficou para trás de um amor que era lindo." Nisso levamos em conta que a teoria lacaniana da sexuação envolve uma crítica da formação intuitiva de conjuntos e que, se conjuntos são expressão lógica de conceitos, depreende-se uma crítica do conceito de conceito. Para efeito de contraste, chamamos de leituras *cis* da sexuação aquelas que operam pela combinação entre dois universais, o fálico e a bissexualidade, em uma conjunção proposicional, na qual "homem" e "mulher" intervêm como funções e suas modalidades de gozo, como predicações, sendo ambos precedidos pela modalização dos quantificadores (existencial e universal). Ora, essa leitura deixa de aplicar ao procedimento a sua própria descoberta, que é justamente a suspensão de algumas — mas não todas — formas de relação disjuntiva.

Uma transleitura define-se, então, pela comparação entre os eixos vertical (semblante, gozo e fantasia) e horizontal (homem ou mulher, todo ou não-todo, sujeito ou objeto *a*) da sexuação em uma versão transversal, não sintética, desse conjunto de relações possíveis e relações impossíveis. O principal ganho dessa aplicação da noção de espaço combinatório, desenvolvida pelo matemático francês Jean Cavaillès[6], às fórmulas da sexuação é que isso permitiria localizar, com maior precisão, o que a teoria social crítica chama *gênero*. Ao contrário do que se pensa, essa noção foi desenvolvida no interior da própria psicanálise por Robert Stoller e comentada por Lacan, no seminário 18, por meio da indicação de que a tese stolleriana sobre a transexualidade teria muito a ganhar com o conceito de foraclusão. Essa indicação levou à aproximação entre a experiência transgênero, ou seja, daqueles que experimentam uma relação ao corpo marcada pelo estranhamento, diferença ou inadequação de sua identidade em relação à sua própria corporeidade, ao que é implicado diagnosticamente na psicose. Além de deixar de lado os inúmeros empregos não diagnósticos do conceito de foraclusão, por exemplo, como foraclusão do sujeito pela ciência moderna ou foraclusão da verdade ou ainda foraclusão generalizada no escopo da constituição do sujeito, mantém-se a partir de uma leitura *cis* da heteronormatividade.

O ponto central dessa leitura consiste em considerar a diferença sexual como o operador central da *sexuação*, o que difere e justifica o que se pode chamar de campo mais vasto da sexualidade. Há diferentes perspectivas de diferença quando se examina os três andares das fórmulas da sexuação, e isso não vem sendo suficientemente salientado pelos comentadores.

---

[6]Cf. CASSOU-NOGUÈS, Pierre. *De l'expérience mathématique : essai sur la philosophie des sciences de Jean Cavaillès*, Paris, Vrin, 2001.

2.1 SEMBLANTES

No seminário 20, Lacan menciona a concepção de Marie Bonaparte sobre o complexo de frigidez. Segundo a princesa da Grécia, tal sintoma envolve a conjunção de duas condições clínicas: o complexo de perfuração e o falo passivo. As mulheres reivindicadoras (*revendicatrices*) seriam as mais propensas para a formação desse sintoma, que possuem um complexo de virilidade poderoso e uma bissexualidade muito acentuada. O falo passivo, ou melhor, sua pré-história, garantir-lhes-ia uma sensibilidade erótica falicamente localizada no clitóris. Já quanto às mulheres do tipo aceitadoras (*acceptatrices*), no percurso do seu desenvolvimento psicossexual, submetem-se à involução sexual do clitóris e tomam um maior investimento erótico da vagina. Finalmente, mulheres do tipo renunciadoras (*renonciatrices*) são aquelas que, na comparação com o órgão do homem, percebem a desvantagem e renunciam a todo tipo de satisfação sexual, tornando-se frígidas totais e o falo passivo aparece como protagonista nessa decisão.

> Que nós entendamos por falo ativo aquele que espontaneamente, por excitação nervosa central, na visão ou no pensamento, por exemplo, do objeto amado, é capaz de entrar em ereção e de desejar penetrar. O falo passivo, ao contrário, há necessidade de excitações periféricas localizadas e pode mesmo assim, em certos casos extremos de passividade, chegar ao orgasmo sem ereção.[7]

---

[7]BONAPARTE, M. (1934). Passivity, masochism and femininity. In: STROUSE, J. *Women and analysis: Dialogues on psychoanalytic views of femininity*. New York: Laurel, 1975, p. 72.

Vemos aqui o raciocínio categorial operando a junção entre bissexualidade e falicismo de modo a produzir tipos disposicionais simples: reinvindicadoras, aceitadoras e renunciadoras. Tais tipos servem de exemplo ao que se poderia chamar de função de semblante na teoria lacaniana dos discursos. O semblante é uma individualização, que convoca algum nível de naturalização, e que se suporta em uma verdade, da qual se separa por uma barra e se liga por meio de um movimento, sinalizado por um vetor de circulação.

Poderíamos observar que os discursos não têm sexo nem gênero. O discurso é da histérica (*du histerique*) ou do mestre (*du maitre*)[8]. Ele não é *da* histérica ou *do* histérico nem *do* mestre ou *da* mestra. Ele também não é um discurso que remeta genericamente "à" histeria, e muito menos presume que só existam histerias em mulheres. Justamente porque ele se localiza em um semblante que faz a função de "alguém" que ele não se apresenta como um discurso anônimo. Poderíamos reler os discursos com os semblantes bonapartistas, sugerindo que as *reivindicadoras* colocam o sujeito dividido no lugar de semblante e estão, portanto, no discurso da histérica. As *renunciativas* colocam o significante mestre como semblante, aparelhando-se, portanto, no discurso do mestre. As *aceitadoras* estão no discurso da universidade porque o semblante que as define é composto por um determinado saber.

---

[8]Cf. LACAN, J. (1967-1968) *O Seminário Livro XVII O Avesso da Psicanálise*. Rio de Janeiro: Jorge Zahar Ed., 1988.

A noção de semblante parece ser um desdobramento da ideia linguística de *shifter*, dêixico, embreante ou comutador, ou seja, partículas que representam, no enunciado, a posição da enunciação. Os mais conhecidos são os *shifters* de pessoa, como os pronomes pessoais, próprios e de tratamento, notadamente o *eu*, *tu* e *ele*. Mas há também *shifters* de lugar, como *aqui* e *lá*, ou *shifters* de tempo, como *amanhã*, *ontem* e *hoje*. A rigor, qualquer palavra pode ser tomada como embreante, desde que ela represente no dito um dizer, como a função poética tende a demonstrar. A afirmação de Lacan que "homem" e "mulher" são semblantes traz duas consequências: (1) que "homem" ou "mulher" depende de como alguém assume a língua que fala (princípio de Benveniste) e; (2) que, para o ser-falante (*parlêtre*) reconhecer um significante que o representa como sujeito para outro significante, o semblante é tomado como uma função de reconhecimento para o Outro e para o gozo. É a partir de semblantes que é possível r*econhecer-se*, *ser reconhecido* e ainda *reconhecer o reconhecimento* que o outro nos dispensa. Há dois tipos de contradição envolvidas aqui, uma própria de cada dêixis (reconhecer e ser reconhecido) e outra entre as dêixis (reconhecer o reconhecimento).

Lacan comenta a substituição determinada do dêitico pela indeterminação do discurso exatamente no ponto em que introduz, pela primeira vez as fórmulas da sexuação:

> Ao substituírem, no que eu disse, o *cada um* por *qualquer um* ou por *não importa quem* — não importa quem de um dos lados —, vocês estariam bem inseridos na indeterminação do que é escolhido em cada *todos* para corresponder a todos os outros. Estaríamos então inteiramente na ordem

do sugerido pelo que se chamaria [...] um discurso que não fosse do semblante.⁹

Essa é basicamente a crítica que Lacan trará desde o início contra a teoria do conhecimento enquanto sistema de objetivação e recompensa do sujeito. É por isso também que ele abordará o problema do gozo feminino não como a conjectura da existência de certos estados corporais, como o orgasmo vaginal ou clitoridiano, mas como um problema epistêmico, semelhante ao das místicas, para as quais parece possível gozar sem saber.

Isso permite reler o paradigma da segregação urinária, discutido em *Instância da letra*¹⁰. Duas crianças sentadas em um trem, uma diante da outra, chegam a uma estação onde cada qual toma o nome da cidade pela indicação inscrita na porta dos banheiros, acessível à perspectiva de cada uma:

HOMENS	MULHERES
▭	▭
:	:

---

⁹LACAN. J. (1971-1972) *O Seminário Livro IX ... ou pior*. Rio de Janeiro: Jorge Zahar, 2012, p. 95.
¹⁰LACAN, J. (1957) A instância da letra no inconsciente ou a razão desde Freud. In: LACAN, J. (1966) *Escritos*. Rio de Janeiro: Jorge Zahar Ed., 1998, p. 496-533.

"Olha", diz o irmão, "chegamos a Mulheres!"; "Imbecil", responde a irmã, não está vendo que chegamos a Homens?" Além, com efeito, de os trilhos desta história materializarem a barra do algoritmo saussuriano de uma forma que é a conta certa para sugerir que a sua resistência pode ser outra que não a dialética [...].[11]

Perspectivas cruzadas e complementares têm em comum o fato de que ambos, irmão e irmã, estão equivocados ao ler qual para si o *shifter* que os convoca, tomado na função de nomeação. Pelo contrário, estão prescritas aqui todas as possibilidades de reconhecimento e de fracasso de reconhecimento facultadas ao uso dos semblantes. Não se reconhecer no reconhecimento que o outro nos dispensa (caso da experiência de *unheimlich*); não se reconhecer na relação entre o semblante e o corpo próprio (caso da experiência de transgeneridade); ou não ser reconhecido em seu semblante (caso dos gêneros ininteligíveis de Judith Butler).

Há, portanto, um nível de diferença implicado no semblante que não pode ser reduzido ao binário significante, ao preço de excluirmos a dimensão da enunciação e do semblante, sua variação histórica determinada pelo uso.

2.2. GOZOS

Essa incidência da diferença pode ser agora separada do que concerne ao andar do gozo. Aqui temos outra maneira de considerar a diferença e um outro plano de linguagem, que é a proposição. A proposição é a escrita de uma relação, na

---

[11]*Ibid.*, p. 503.

qual o sujeito ou substância se liga ao predicado por meio da cópula. É também pela forma da proposição que o gênero se liga à espécie que ele contém e se diferencia de outro gênero, com o qual mantém relações epistêmicas. Aqui as relações entre a linguagem e os muitos modos de dizer o ser são tomadas como campo de consideração da diferença sexual.

Retomando o que se encontrará com maior detalhe em autores como Soler[12], Le Gauffey[13] ou Firenz[14], a teoria da sexuação presume uma crítica de um ponto problemático da teoria aristotélica do silogismo, a saber, as inferências dedutivamente válidas da proposição universal afirmativa. Se *todos os homens dizem sim*, disso resulta que *há pelo menos um homem que diz sim*. Isso significa ler a particular afirmativa como uma particular mínima. Existe pelo *menos-um* e possivelmente vários, eventualmente todos, *que dizem sim*. As particulares podem ser verdadeiras alternativamente ou conjuntamente (compatibilidade): *algum diz sim, mas não há algum que diz não* (reciprocamente). Mas se as particulares forem verdadeiras conjuntamente, as universais são falsas, conforme o quadro abaixo:

UNIVERSAL AFIRMATIVA	UNIVERSAL NEGATIVA
Todos dizem sim	Todos dizem não
PARTICULAR AFIRMATIVA	PARTICULAR NEGATIVA
Alguns dizem sim	Alguns dizem não

---

[12]SOLER, C. *O Que Lacan Dizia das Mulheres?* Rio de Janeiro: Jorge Zahar, 2001.
[13]LE GAUFFEY, G. *El No-Todo de Lacan*. Buenos Aires: Literales, 2003.
[14]FIRENZ, C. *Lecture de L'Etourdit*. Paris: Hamartian, 2002.

Mas é possível ler a universal afirmativa "*Todos os homens dizem sim*" interpretando a particular como *particular máxima*. Neste caso, o termo *algum* corresponde a negação do "*todo*". Aristóteles descarta este uso da particular, considerando-o fonte de erro. Comparemos os resultados:

	PARTICULAR MÍNIMA	PARTICULAR MÁXIMA
UA	Todos dizem sim	Todos dizem sim
UN	Todos dizem não	Nenhum diz não
PA	Alguns dizem sim	Alguns dizem não
PN	Alguns dizem não	Alguns dizem sim

Observe-se que há uma ilação discutível em dois casos. A contrária de "*todos dizem sim*" é tanto "*todos dizem não*" quanto "*nenhum diz não*". Lacan leva em conta uma variação na forma lógica da negação, que em um caso presume existência e em outro, não. Esse recurso já havia sido mobilizado no contexto da lógica do traço unário e da posição de identificação do sujeito no quadrante de Peirce[15]. Mas agora ele serve para isolar dois tipos de exceção: uma

---

[15]

(1) Traços Verticais	(2) Ausência de Traços
(3) Traços Verticais + Traços Horizontais	(4) Traços Horizontais

Para este conjunto pergunta-se a verificação da ocorrência de traços verticais. O resultado é o que ela é verdadeira para os casos (1) e (3), falsa para o caso (4) e também para o caso (2). Ocorre que o caso (2) é anômalo porque ele permite escrever (F) para a proposição "Presença de traços verticais em (2)" quando se trata de um caso não binário (vertical ou horizontal), mas de uma oposição presumida (traço ou inexistência de traço).

presume a consistência do conjunto, ou seja, um conceito que possui universalidade sem existência; o segundo tipo de exceção envolve uma forma mais rara de existência sem universalidade[16]. O conceito mesmo de exceção envolve negatividade, uma vez que ele é o que contraria uma regra de formação. Lacan percebe o problema tanto a partir dos desenvolvimentos de Robert Blanché[17] sobre uma concepção alternativa do conceito de contingência quanto do trabalho de Leon Brunschwig[18] sobre a teoria aristotélica da proposição. Na origem das fórmulas da sexuação encontramos então um conceito não autoidêntico de exceção que pode, por um lado, ser lido como contradição e, por outro, como um tipo de indecidibilidade:

HOMENS	MULHERES
$\forall x\, \Phi x$ UNIVERSAL AFIRMATIVA Todos dizem sim	$\overline{\exists x}\, \overline{\Phi x}$ UNIVERSAL NEGATIVA [Todas dizem não] Nenhuma diz não
$\exists x\, \overline{\Phi x}$ PARTICULAR AFIRMATIVA [Alguns dizem sim] Ao menos um diz não	$\overline{\forall x}\, \Phi x$ PARTICULAR NEGATIVA [Algumas dizem não] Não todas dizem sim

[16] "O discurso natural pressupõe geralmente que se algum F é G que fica excluído que todos os F são G. Coisa que em lógica interpreta o quantificador ∃ como se expressara "*ao menos um, o que não exclui em absoluto todos.*"
[17] BLANCHÉ, *Les structures intellectuelles*. Paris: Libraire Philosophique J. Urin, 1969.
[18] BRUNSCHWIG, L. La proposición particulière aux Aristote. *Cahiers por la Analise*, vol X, p. 3-26, 1969.

Há uma contradição entre as universais afirmativa e negativa e há uma indeterminação da equivalência entre universais e particulares, pois ∀x Φx (*todos dizem sim*) contradiz ∃x $\overline{Φx}$ (*ao menos um diz não*) e também $\overline{∀x}$ Φx (*não-todos dizem sim*). Inversamente, há uma indeterminação entre a universal negativa $\overline{∀x}$ Φx (*não-todos dizem sim*) e a particular negativa, $\overline{∃x}$ $\overline{Φx}$ (*não há quem diz não*) e a particular afirmativa ∃x Φx (*algum diz sim*).

Essa dupla indeterminação permite que a universal afirmativa ∀x Φx (*todos dizem sim*) não entre em contradição com $\overline{∃x}$ $\overline{Φx}$ (*nenhum diz não*). O que também autoriza que a particular afirmativa *pelo menos um que diz não* (∃x $\overline{Φx}$) se torne congruente com a universal afirmativa, *todos dizem sim* (∀x Φx).

O que é uma réplica do quadro exposto por Brunschwig em seu estudo sobre as provas não conclusivas em Aristóteles:

> As duas particulares se implicam entre si; se se quer que os pares a-o e e-i sigam sendo contraditórios, nos vemos levados paradoxalmente a admitir que cada uma das particulares por uma parte exclui a universal de sua mesma classe e é excluída por ela; com efeito, cada uma das universais não pode contradizer uma particular sem contradizer a outra, que resulta de sua equivalente. Se deduz ademais que os universais são agora equivalentes, posto que contradizem duas proposições equivalentes.[19]

Esse problema lógico levanta uma dificuldade ontológica, qual seja, saber se tudo o que não é diferente é necessariamente

---

[19] *Ibid.*, p. 7

semelhante. Para Aristóteles, segundo a leitura de Boecio e Porfírio, as categorias poderiam ser reduzidas a cinco: gênero, diferença, espécie, propriedade e acidente. Percebe-se que entre elas não está a identidade. É isso que está na origem da intuição lacaniana de que a particular afirmativa e a particular negativa não são equivalentes. O mesmo problema leva à separação entre o *todo universal* (uma classe com um número de elementos separáveis) e o *todo integral* (composto de partes não separáveis da totalidade).

Kant[20] percebeu que o problema levaria a conceber quatro maneiras diferentes de pensar a negatividade: (1) o conceito vazio sem objeto (*rationis*); (2) a intuição vazia sem objeto no tempo e espaço (*imaginarium*); (3) a negação de algo (*privativum*), como o frio ou a sombra; e (4) o objeto vazio sem conceito (*negativuum*). Cada uma destas possibilidades corresponde a uma dos matemas que compõe a sexuação: (1) para-todos; (2) ao-menos-um; (3) não-sem e; (4) não-todo. Da relação entre (1,2) com (2,4) deduz-se que a *relação sexual não existe*, e da relação entre (3,4) deduz-se que *a mulher não existe*.

Ainda na modernidade, notadamente em Leibniz e Hegel, esta discussão se desdobrará na polêmica concernente aos dois tipos de infinitude. Lacan abordou este problema da disparidade entre infinitos[21], no interior da

---

[20]Cf. DAVID-MÉNARD, M. (1996) *A loucura na razão pura: Kant, leitor de Swedenborg*. Rio de Janeiro: Editora 34, 1996.
[21]"O gozo do Outro, do corpo do Outro, só se promove pela infinitude. Vou dizer qual — aquela sem mais nem menos, que dá suporte ao paradoxo de Zenão". In: LACAN, J. (1972-1973) *O Seminário Livro XX ... mais ainda*. Rio de Janeiro: Escola Letra Freudiana, 2010, p.19.

sexualidade, recorrendo a duas teorias diferentes. O gozo fálico, comum a homens e mulheres, estaria organizado ao modo de uma série, no interior da qual procura-se um elemento comum. Uma série quer dizer que conhecemos sua regra de formação, e pensamos o infinito pela indeterminação de seu último termo, por exemplo, a série dos números naturais N={1,2,3 ... n}, modelo para a relação do sujeito com a cadeia significante; ou a série de Fibonacci {2, 3, 5, 8, 13, 21... n}, modelo para a relação de fantasia. O gozo feminino, ou gozo Outro, não se organiza desta maneira, mas ao modo de uma "lista" com elementos que podem ser escolhidos aqui e ali, cuja regra de formação deverá ser estabelecida depois — se é que ela pode ser descrita. Isso pode ser ilustrado pelo conjunto dos números Reais, que englobam não só os números inteiros e os fracionários, positivos e negativos, mas também todos os números irracionais — por exemplo, R {0, 0.333.., 0.7, 1, Pi... n}.

Os números Reais não possuem uma regra de formação, mas intercalam elementos cujas propriedades não se reduzem às de outros conjuntos. Tipicamente, o problema do gozo fálico é que ele é formado por uma intersecção, por exemplo, entre conjuntos abertos, produzindo o que se chama de infinito contável ou infinito enumerável, desde que se introduza no próprio conjunto os seus pontos limites (teorema de Bolzano-Weierstrass). O gozo feminino não se faz por interseção, mas pela reunião de famílias de conjuntos abertos, com o qual se aborda finitamente a infinitude. Neste caso, não se incluem os pontos limites na série. Com uma lista finita pode-se recobrir o infinito. Essa reunião de abertos em estrutura de lista corresponde a um segundo tipo de infinito — teorema de Heine-Borel-Lesbegue[22].

Ocorre que as mulheres possuiriam, de modo contingente, dois gozos: o fálico (como o dos homens) e o especificamente feminino (gozo Outro). O inconveniente, segundo Lacan, é que este segundo infinito só pode ser exprimido, em termos de linguagem, constrangendo-se às regras impostas pela lógica da série. Isso levou Geneviève Morel, uma estudiosa da teoria lacaniana da sexuação, a afirmar que os homens dependem de uma fantasia para gozar, ao passo que, na sexualidade feminina, a fantasia é sempre um tanto incompleta, inacabada ou manca. As mulheres, que não podem formar um conjunto unitário, pelos motivos antes examinados, encontram sua modalidade preferencial de inscrição discursiva da sexualidade no mito. Narrativas como a de Don Juan são compreensíveis como um mito, ou seja, uma articulação lógica entre inúmeras fantasias. Entre gozo fálico (enumerável) e gozo feminino (não enumerável) não há continuidade, mas ausência de relação previsível. Por exemplo, se encontramos o número "3", podemos tomá-lo como elemento da série dos Números Naturais ou elemento da lista dos Reais. É apenas uma contingência que ele pertença a ambos.

Temos, então, os motivos pelos quais também o segundo andar da sexuação não é um binário. Não há "dois" — tanto porque o "um" definido pelo falicismo masculino

---

[22]Cf. MONCAYO, R.; ROMANOWICZ, M. *The Real Jouissance of Uncountable Numbers: The Philosophy of Science within Lacanian Psychoanalysis*. London: Karnac, 2015.

constitui-se em uma contradição entre o conjunto e sua exceção quanto porque a bissexualidade não permite que o Outro gozo seja consistente como um conjunto. A diferença não é, portanto, o efeito de dois conjuntos ou categorias que se diferenciam ao modo aristotélico do gênero e da espécie (diferença interna) ou dos gêneros entre si (diferença externa). A diferença sexual é o fato primário que permanentemente impede que qualquer gênero se complete enquanto tal e mantenha-se como semblante de identidade ou suture a fantasia.

> [...] se não podemos passar sem tropeço de um conceito a existência de sua extensão, ou a existência da totalidade que o predica — como Frege queria crer que podíamos — não é porque em algum momento o pensamento fracasse em seu intento de pensar o ser, senão porque o ser é não--todo, o ser em si mesmo jamais forma uma totalidade[23].

Ou seja, não há categoria, definição ou conceito extensional dos gêneros em psicanálise, pois trata-se aqui de uma teoria feita para pensar o fracasso de sua identidade enquanto tal. Os argumentos de Lacan para definir a diferença, antes da identidade, na definição da relação entre gênero, gozo e fantasia, provêm sobretudo da complexidade de sua teoria da negação. Para isso há várias fontes — a leitura hegeliana da negação em Freud, a reinterpretação heideggeriana da barra linguística, o sistema de negações

---

[23]COPJEC, J. *Imaginemos que la mujer no existe*. Cuidad del Mexico: Fondo de cultura econômica, 2206, p. 16.

gramaticais da língua francesa até, no contexto específico da sexuação, o emprego dos desenvolvimentos de Blanché e sua distinção entre uma *negação forte*, que incide sobre a função e engendra a universal negativa (universalmente não-p), e a *negação fraca*, que se refere ao quantificador, engendrando a particular negativa (não-universalmente p). Alternando intencionalmente o tipo de negação, pode-se criar, de um lado, a universal negativa anômala, $\overline{\forall}x\ \Phi x$ (negação fraca), e dela deduzir a particular afirmativa [não (universalmente não-p)], ou seja, $\exists x\ \overline{\Phi x}$ (negação forte). Isso é contraintuitivo, pelo menos com a ontologia de Parmênides, pois parte-se da universal negativa para chegar à universal afirmativa. Neste sentido, Le Gaufey afirma: "[...] em tanto que há um todo, está fundado na exceção de ao-menos-um (possivelmente vários), e, no entanto, que não há exceção, então os vários que existem não formam nenhum todo."[24]

Uma maneira de tornar mais claro como a sexuação é construída a partir da exploração da diversidade de modalidades de negação, e com isso, variações sobre o entendimento da ideia de diferença é acompanhar a evolução de suas formulações entre 1971 e 1973 na obra de Lacan.

A primeira escrita da sexuação ocorre o interior do *Seminário, livro 19 ... ou pior*, na sessão de 17 março de 1971. Ali Lacan parte, como a maior parte dos lógicos ao longo da história, da universal afirmativa $\forall x\ \Phi x$, observando que ela não presume nenhuma existência necessária. Em seguida,

---

[24] LE GAUFEY, G. *El notodo de Lacan: consistencia lógica, consecuencias clínicas*. Buenos Aires: Ediciones Literales, 2007, p. 121.

ele opõe este universal ao regime da exceção que o deveria negar. É o $\exists x \, \Phi x$, ao-menos-um (*hommoinzun*). A negação sobre o existencial se dá de forma igualmente convencional, $\overline{\exists x} \, \Phi x$. A negação do universal também é feita sobre a função, e não sobre o quantificador, $\forall x \, \overline{\Phi x}$, o que só aparece nessa ocasião. A conclusão leva Lacan a introduzir que há "o não valor da universal negativa"[25].

Já na segunda formulação da sexuação, no mesmo seminário, mas na sessão de 19 maio de 1971, Lacan retorna a um de seus primeiros desenvolvimento sobre a negatividade, qual seja a negação gramatical estudada por Pichon e Damourrete[26], para produzir a universal negativa, $\overline{\forall} x \, \Phi x$, chamada *negação foraclusiva*, e a particular negativa, $\exists x \, \overline{\Phi x}$, qualificada como *negação discordante*.

Na terceira formulação, nas sessões de 8 dezembro de 1971 e de 3 de março de 1972 do mesmo seminário, chegamos à escrita mais conhecida, mas ainda colocando as particulares no andar de cima e as universais na linha de baixo:

$\exists x \, \overline{\Phi x}$	$\exists x \, \Phi x$
$\forall x . \Phi x$	$\overline{\forall} x \, \Phi x$

É só na quarta formulação da sexuação, já no *Seminário 20 ... mais ainda*, na aula de 13 de março de 1973, que se acrescenta o andar da fantasia, integrando ao problema o lugar

---

[25]LACAN. J. (1971-1972) *O Seminário, livro 19 ... ou pior*. Rio de Janeiro: Jorge Zahar, 2012, p. 108.
[26]PICHON, E.; DAMOURETTE, J. (1936-1956) Essai de grammaire de la langue française : des mots à la pensée. Paris: Dartrey.

da castração como significante da falta no Outro, o *objeto a*, o falo como significante e o sujeito dividido.

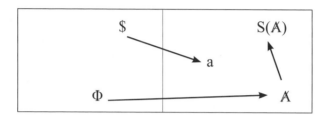

A quinta e última escrita da sexuação ocorre em *L'Étourdit*, de 1973, mas convém notar que agora ela aparece sem o andar da fantasia e notada pela ideia de que: "É a partir daí que nos convém obter dois universais, dois todos, suficientemente coerentes para separar os falantes"[27].

$\forall x\, \Phi x$	$\exists x\, \overline{\Phi x}$ *
$\overline{\exists x}\, \overline{\forall x}$	$\overline{\forall x}\, \Phi x$ **

*LACAN, J. (1973) O Aturdito. In Outros Escritos. Rio de Janeiro: Jorge Zahar, 2002, p. 458.
**Ibid., p. 466.

2.4. FANTASIA

Chegamos, assim, ao terceiro andar das fórmulas da sexuação, andar que se encontrava saturado pela teoria lacaniana da sexualidade até então. No seu interior, tínhamos que entender como sexo, amor e gozo se articulavam para cada

---

[27]LACAN, J. (1973) O Aturdito. In: LACAN, J. *Outros Escritos*. Rio de Janeiro: Jorge Zahar, 2002, p. 455.

sujeito, cruzando tanto a perspectiva fálica quanto o ponto de vista da bissexualidade. Isso levava a soluções recorrentemente insatisfatórias, por exemplo, a demanda é centrífuga com o desejo no homem e centrípeta com o desejo na mulher, a uma propensão ao fetichismo amoroso nos homens correlata da tendência erotomaníaca nas mulheres. A tese é de que a mulher precisaria de uma espécie de duplicação subjetiva para manter-se em uma identificação entre o falo e o objeto *a*, que ela deveria se dividir entre um simulacro (*paraitre*) e um quase ser (*par-étre*), quando não recorrer à mascarada para defender-se da angústia dessa divisão. Que ela deve recorrer à figura análoga do íncubo para suportar-se entre o gozo Outro e o gozo marcado falicamente pelo Nome-do-Pai.

Ora, essa duplicação entre amor e desejo soma-se a uma cisão interna ao seu modo de gozar, que a torna sempre infiel a seu parceiro. Essa combinatória de possibilidades exprime a distinção, antes apresentada, entre falicismo e bissexualidade. Ela também dará origem ao diversos tipos de semblantes descritos, por exemplo, por Morel[28]: a *mulher adúltera* (fiel, mas frígida com seu parceiro, que procura o gozo em outros homens a quem deseja, mas não ama), a *colecionadora de homens* (desejante, mas incapaz de amar, que persegue o gozo em uma série de homens que ela deseja) ou a *mulher desgostosa* (que superestima o amor e não deseja nem goza). Percebe-se por esse desenvolvimento que o andar da fantasia convoca o nível gramatical da pulsão e a

---

[28] MOREL, G. Feminine conditions of jouissance. In Barnard & Fink, *Reading Seminar XX*. New York: Sunny, 2002, p. 77-92.

noção de signo de amor como elementos distintos da esfera do gozo: "O gozo do Outro, do corpo do Outro que o simboliza, não é signo de amor."[29]

Na perspectiva da fantasia, não contamos mais apenas com o nível dêixico de linguagem ou com o plano proposicional da escrita, mas devemos acrescentar o campo da gramática (inconsciente) e dos gêneros de linguagem, assim dita natural ou ordinária, como o romance (familiar do neurótico), a teoria (sexual infantil), o mito (individual do neurótico), o delírio (como forma substitutiva da fantasia), o fetiche, a holófrase, a mascarada e tantas outras modalidades de inscrição da fantasia no nível concreto do discurso (o primeiro andar do grafo do desejo). Notemos que enunciados como *Bate-se em uma criança*, modelo de análise da fantasia para Lacan, não corresponde a uma proposição, sendo apreensível mais como uma espécie de gramática ou catálogo particular das pulsões para um sujeito do que como coordenação entre existenciais e universais. A fantasia funciona estabelecendo condições ou contrantes de gozo, ou seja, ela limita a entrada no andar intermediário, que nos fala da modalidade específica de gozo (masculino ou feminino).

É característica da fantasia que ela opere em duas séries ou três tempos, obliterando um dos termos, ou uma das sequências, para que a outra possa funcionar. Lembremos que a fórmula da fantasia [$S \lozenge a$], tornada pela leitura *cis* uma peculiaridade do lado homem da sexuação, representa

---

[29]LACAN, J. (1972-1973) *Encore*. Rio de Janeiro: Escola Letra Freudiana, 2010, p. 15.

todas as relações possíveis entre o sujeito e o objeto, à exceção da identidade.

> [...] esse $ só tem que ver. Enquanto parceiro, com o objeto a inscrito do outro lado da barra. Só lhe é dado atingir seu parceiro sexual, que é o Outro, por intermédio disso, de ele ser a causa de seu desejo. [...] Essa fantasia em que o sujeito é preso é, como tal, o suporte do que se chama expressamente, na teoria freudiana, o princípio de realidade.[30]

Agora podemos separar as três entradas do Real na teoria da sexuação. No andar dos semblantes, ele intervém em exterioridade aos discursos, que o contornam; no andar da escrita do gozo, ele intervém como contradição (lado homem) e como contingência-impossibilidade (lado mulher); e no andar da fantasia, o real aparece articulado aos fracassos do princípio de realidade. A leitura *cis* da sexuação identifica o Real com o gozo da mesma maneira em todos os andares, desconhecendo seu método de apreensão e, consequentemente, sua articulação respectiva com o simbólico e com o imaginário.

Ainda assim, há uma nova crítica do binarismo, imanente ao fantasma, considerado como dupla articulação, do sujeito ao objeto *a* e do falo ao Outro. Se, do ponto de vista da implantação do falo no campo do Outro, estamos referidos à determinação das estruturas clínicas, pelo recalque, foraclusão ou renegação do Nome-do-Pai (que localiza o falo no campo do Outro), na relação fantasmática a relação

---

[30]*Ibid.*, p. 108.

suprime a identidade, logo não se pode falar em um binário, mas em uma incomensurabilidade, que o número de ouro (ou proporção áurea) visa escrever. E é nesse terceiro andar que uma mulher é um sintoma para homem e um homem é uma devastação para uma mulher. É aqui também que se fará referência ao mito de Don Juan como uma fantasia feminina. Neste caso: "Não há relação sexual porque o gozo do Outro tomado como coro, é sempre inadequado — perverso de um lado, no que o Outro se reduz ao objeto a, - e do outro, eu direi louco, enigmático."[31]

É preciso dizer que, aqui, "homem" e "mulher" não são referências a semblantes nem a modalidade de gozo, mas a fantasias.

3. CONSIDERAÇÕES FINAIS

Retomemos agora um exemplo de leitura *cis* das fórmulas da sexuação:

> Portanto, a negação liga a fantasia à significação *vis-à-vis* quatro potenciais interpretações da diferença fálica e de sua falta, ou seja, foracluir a diferença sexual (psicose), repudiar (perversão), denegá-la (neurose), ou reprimi-la (a mascarada normativa). Estas quatro possibilidades denotam lógicas precisas, cada qual marcando uma relação com a lei, assim como para com o desejo. Lacan argumenta que o problema da sexualidade masculina ou feminina não é o do órgão *qua* órgão, mas a dialética entre desejo e gozo.[32]

---

[31]*Ibid.*, p. 197.
[32]RAGLAND, E. *The Logic of sexuation: from Lacan to Aristotle*. New York: Sunny, 2004, p. 181.

Segundo Ragland, a fantasia é um elemento de ligação que fixa a interpretação da diferença sexual com as modalidades clínicas de relação com a falta. Dando pouca relevância ao primeiro andar, ela identifica e une os diferentes andares em um entendimento identitarista da diferença sexual, tornada sinônimo aqui da não relação sexual. Ocorre que a diferença é um tipo de relação. Para recuperar o sentido de unidade, e não de contingência entre os andares, a autora integra os três andares da sexuação em uma mesma dialética entre desejo e gozo. Desta maneira, volta ao binário formado pela noção de "sexualidade masculina" (fálica, homem, sujeito) e "sexualidade feminina" (não-todo fálica, mulher, objeto). Ragland faz a crítica do dispositivo sexualidade-gênero, tornando-o independente da referência à corporeidade do órgão. O problema é que o semblante não é indiferente à essa corporeidade, e é por isso que o falo não é uma noção inteiramente dissociável de sua referência ao corpo, o que ainda assim não o identificará ao pênis.

Todavia, nada até aqui presumiu que a relação entre a perspectiva dêixica dos semblantes deva se unir com a modalidade fálica de gozo e com a fantasia masculina. Os binários são, nos três casos, falsos binários. No andar dos semblantes, eles representam o sujeito deixicamente, ou seja, uma mulher (do ponto de vista do gozo ou da fantasia) pode muito bem se reconhecer diante da interpelação "homem", "gay" ou "amigues". O critério aqui não é a verdade, mas a felicidade (no sentido lógico do termo), o sucesso pragmático ou a eficácia individual no ato de reconhecimento. No primeiro andar, há tantos gêneros quantos performativos necessários para sustentar o reconhecimento de semblantes. Tantos semblantes quantos tipos de discurso. Tantos tipos de discurso quantas formas sociais de aparelhar o gozo. Lembrando que o discurso é em si mesmo assexuado, daí sua eficácia como aparelho de gozo. Isso nos habilita a usar o caso de San Juan de La cruz para duplicar a relação entre semblantes e modalidades de gozo:

SEMBLANTE	HOMEM		MULHER	
GOZO	$\exists x\ \overline{\Phi x}$	$\overline{\exists x\ \Phi x}$	$\exists x\ \overline{\Phi x}$	$\overline{\exists x\ \Phi x}$
	$\forall x.\Phi x$	$\overline{\forall x}\ \Phi x$	$\forall x\ \Phi x$	$\overline{\forall x}\ \Phi x$

Ou seja, não é necessário supor que a leitura seja feita de cima para baixo, inferindo que primeiro nos reconhecemos, pelo significante ou pelo semblante, como homens ou mulheres para depois verificarmos nossa paridade com uma modalidade ou outra de gozo. Seria simples traduzir essa não necessidade pela contingência. Mas este é o sentido fraco de contingência, ou seja, a simples negação determinada da lei. As fórmulas da sexuação reconhecem tanto esse sentido fraco de não determinação quanto o sentido forte de indeterminação como contingência que gera, secundariamente, a necessidade, conforme a proposição alternativa de Blanché[33]:

---

[33]Cf. BRANQUINHO, J.; MURCHO, D.; GOMES, N.G. *Enciclopédia de Termos Lógico-Filosóficos*. São Paulo: Martins Fontes, 2006, p. 208-209.

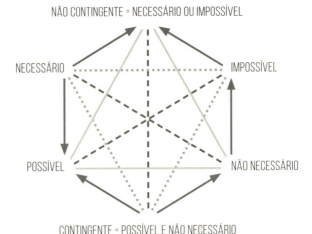

Se, para Aristóteles, a contingência era apenas a não-necessidade, Blanché propõe que ela seja pensada como a conjunção entre o possível e o não-necessário. Inversamente, isso permite considerar a não-contingência tanto como necessidade, como faz o pensamento clássico, quanto como impossibilidade, como quer a proposição lacaniana. Isso é importante para sustentar que a relação entre os andares não é uma relação dialética (identificação vertical e horizontal) ou uma relação de necessidade (identificação vertical), mas uma relação contingente.

Seria importante lembrar aqui que o conceito de diferença extraído para o primeiro andar difere, ele mesmo, do conceito de diferença no segundo andar. Agora dupliquemos o nosso sistema de relações considerando que também a paridade entre gênero e gozo mantém com a fantasia uma relação contingente. Nenhuma modalidade de gozo prescreve, por si mesma, um tipo de laço social ou uma dada maneira de se posicionar deixicamente. Isso parece clinicamente óbvio, posto que há homens que gozam como mulheres e que há fantasias que podem ser homossexuais, heterossexuais, bissexuais ou fixacionais (antes ditas perversas, por desvio de objeto ou de objetivo), sem que se possa afirmar qualquer conexão prescritiva sobre a relação semblante, gozo e fantasia:

SEMBLANTE	HOMEM				MULHER			
GOZO	$\exists x\, \Phi x$		$\overline{\exists x}\, \Phi x$		$\exists x\, \Phi x$		$\overline{\exists x}\, \Phi x$	
	$\forall x\, \Phi x$		$\overline{\forall x}\, \Phi x$		$\forall x\, \Phi x$		$\overline{\forall x}\, \Phi x$	
FANTASIA	$S \to a$	$a \to S$	$S \to a$	$A \to S$	$S \to a$	$a \to S$	$S \to a$	$a \to S$
	$\Phi \leftarrow A$	$A \to \Phi$	$\Phi \leftarrow A$	$A \to \Phi$	$\Phi \leftarrow A$	$A \to \Phi$	$\Phi \leftarrow A$	$A \to \Phi$

Chegamos, assim, a oito gêneros não binários em um espaço combinatório organizado por três tipos de diferença sexual e quatro modalidades de negação. Mas o mais importante não é a combinatória, ainda assim finita de posições, mas a contingência infinita que surge do fato de que não estamos falando em categorias ou grupos fechados de conjuntos consistentes, mas em desdobramentos indefinidos e abertos de fantasias em relações com modalidades de gozo e com produções discursivas e históricas, de semblantes.

PEDRO AMBRA

POR UMA OUTRA SEXUAÇÃO: COLETIVIDADE, JÚBILO E AUTORIZAÇÃO[1]

A verdadeira explosão das teorias de gênero e *queer* nos últimos anos[2] convidam, cada vez mais, a psicanálise a revisitar suas reflexões relativas ao complexo quadro de suas teorias da sexuação, seja para vislumbrar pontos de convergência ou tensão em relação a esses saberes, seja para marcar particularidades irredutíveis da abordagem psicanalítica. Neste último caso, conforme aponta Perez[3], observamos

---

[1] O presente desenvolvimento é parte de uma pesquisa de doutorado empreendida na USP e na *Sorbonne Paris Cité*, com financiamento CAPES, defendida sob o título *Das fórmulas ao nome: bases para uma teoria da sexuação em Lacan*. Uma versão anterior desse texto foi publicada no volume 24 da revista *Psicologia em estudo*.
[2] HENIG, R. M. Rethinking gender. *National Geographic, volume especial*, 2017.
[3] PEREZ, A. A. Poderes, perigos e inquietações discursivas: um certo discurso analítico sobre teorias do gênero e transidentidades. *Periódicus, 5*, p. 154-170, 2016.

por vezes posicionamentos bastante virulentos que indicam que já não seria possível "recusar debater com teóricas/os do gênero e *queer*: elas/es ganharam visibilidade e projeção intelectual e demandam interlocução."

Se durante quase um século a psicanálise reinara soberana enquanto saber privilegiado sobre a sexualidade, hoje o campo social parece reconhecer outras vozes no polifônico coro no qual se misturam questões de gênero, modalidades de laço erótico, poder, performatividade, contrassexualidade, fantasias, identificações, consentimentos, tipos libidinais. Teorias de gênero, saberes *queer*, feminismos e a subversão retórica representada pelo *lugar de fala* convocam não só a psicanálise, mas a própria sociedade a repensar as coordenadas a partir das quais situam as mais distintas experiências sexuais. Mais ainda, autores tais como Judith Butler não apenas propõem debates teóricos com a psicanálise, sublinhando construções potencialmente problemáticas, como apontam em que medida a política e as questões de poder constituem e limitam os quadros normativos a partir dos quais nos é facultado compreender uma dada realidade.

Por outro lado, no que tange à psicanálise de orientação lacaniana, tal interlocução parece marcar-se, majoritariamente, a partir da evocação das chamadas *fórmulas da sexuação*, de suas especificidades e de seus desdobramentos mais imediatos: a questão do não-todo[4], do gozo[5], da

---

[4]BRITO, N.; CALDAS, H. A escrita do sinthoma segundo a lógica não toda fálica. *Psic. Rev.* São Paulo, volume 26, n.2, 403-419, 2017.
[5]LEGUIL, C.; FAJNWAKS, F. (2015). *Subversion lacanienne des théories du genre*. Paris: Editions Michèle..

contingência⁶ e da inexistência da mulher⁷. Como atesta o título de uma dessas publicações, *Subversion lacanienne des théories du genre* [Subversão lacaniana das teorias de gênero], a aposta lacaniana em localizar a sexuação numa diferença radical que aponta para o real subverteria os apegos imaginários identitários presentes em diversos usos das teorias de gênero. Mais ainda, ficariam desarmadas as críticas feministas à centralidade do falo como significante privilegiado da subjetividade, na medida em que tais fórmulas de Lacan aportariam um outro domínio da experiência, não-todo marcado pela castração.

Não obstante, uma importante pergunta parece sistematicamente ignorada por grande parte dos comentadores das fórmulas da sexuação: quais teriam sido os destinos de tal teoria no ensino de Jacques Lacan? A partir de uma leitura do seminário *Les non-dupes errent*, salientamos anteriormente⁸ que, contrariamente ao que se poderia supor, a noção de *sexuação* surge apenas e exclusivamente nesse seminário e já no contexto de sua redescrição. Em outras palavras, as ditas fórmulas da sexuação são nomeadas apenas *a posteriori* e, mais importante, a partir de uma nova perspectiva. Tomemos a passagem em questão para dar início à nossa argumentação:

---

⁶COSSI, R. K.; DUNKER, C. I. L. (2017) A Diferença Sexual de Butler a Lacan: Gênero, Espécie e Família. *Psicologia: Teoria e Pesquisa*. Brasília, Vol. 33, p. 1-8, 2017.
⁷PRATES PACHECO, A. L. *Feminilidade e experiência psicanalítica*. São Paulo: Agente publicações, 2017.
⁸AMBRA, P. Da não-relação à não-equivalência: destinos da teoria da sexuação em Lacan a partir de 1974. *XVII Jornada Corpolinguagem – IX Encontro Outrarte*: a anatomia e o destino. Campinas, 23, 23 e 24 de novembro de 2017.

se há alguma coisa que eu gostaria de fazer vocês notarem, é que essas fórmulas ditas quânticas da sexuação poderiam se exprimir de outra forma, e isso talvez permitisse *avançar*. Eu vou dar a vocês o que disso se implica. Isso poderia *se dizer* assim: "*o ser sexual só se autoriza de si mesmo.*" É nesse sentido que... que ele tem a *escolha*. Quero dizer que isto a que a gente *se limita*, enfim, para *classificar* como "masculino" ou "feminino" no registro civil... enfim, isso... isso não impede que haja escolha. Isso, certamente todo mundo sabe. "*Ele não se autoriza senão por ele mesmo*" e eu acrescentaria: "*e por alguns outros*".[9]

A afirmação — ou melhor, esse *dizer* de Lacan — é forte e prenhe de consequências. Da questão da escolha, passando pela ideia de que masculino e feminino seriam limitações, assim como a verdadeira subversão que implica redescrever suas formulações lógicas de crítica à ontologia a partir da noção de autorização e da escolha, chega-se a uma delicada retomada de uma questão referente à formação e ao estatuto do psicanalista. Lembremos que, anos antes, em *Proposição de 9 de outubro de 1967*, Lacan rompe completamente com o quadro vertical da formação analítica didática a partir da proposta segundo a qual "o analista só se autoriza de si mesmo"[10]. Em 1974, por outro lado, é a partir precisamente dessa nova leitura da sexuação que Lacan retoma sua

---

[9] LACAN, J. (1973-1974). *Les non-dupes errent*. Paris: AFI. Acesso em 19 de junho de 2017, disponível em: http://www.valas.fr/Jacques-Lacan-les-non-dupes-errent-1973-1974, grifos nossos.
[10] LACAN, J. (1967). Proposição de 9 de outubro de 1967 sobre o psicanalista da Escola. In: LACAN, J. *Outros escritos*, trad. Vera Ribeiro, Rio de Janeiro: Jorge Zahar Editor, 2003, p. 248-264.

proposição de formação psicanalítica, passando a incluir aí esses *alguns outros* e o estatuto fundamental da comunidade no processo de autorização. Notemos, ademais, que Lacan é explícito ao pontuar que tanto no contexto da formação quanto naquele da sexuação o que está em jogo não é o grande Outro, simbólico, mas o pequeno outro, o semelhante imaginário[11].

Nesse sentido, para que tais desenvolvimentos no interior da teoria lacaniana — bem como seus possíveis frutos junto a debates relativos à questão de gênero — possam ser solidamente empreendidos, é preciso apontar com precisão sob quais bases conceituais dar-se-ia uma discussão sobre essa espécie de alteridade plural baseada no pequeno outro, assim como a ideia de "si mesmo". Bem entendido, se, de acordo com o próprio Lacan, tal dizer da sexuação condensaria e avançaria em relação às fórmulas da sexuação, abre-se aí uma larga esteira de discussões possíveis: se tal máxima se exprimiria tal qual um grupo de Klein; em que medida a ideia de *alguns* introduz a dimensão do real, posto que aporta indecidibilidade e contingência ao conjunto *outros*; ou quais seriam os desdobramentos de tal aproximação entre o sexual e a formação do analista[12]; entre muitas outras.

---

[11]LACAN, J. (1973-1974). *Les non-dupes errent*. Paris: AFI. Acesso em 19 de junho de 2017, disponível em: http://www.valas.fr/ Jacques-Lacan-les-non-dupes-errent-1973-1974.
[12]Face a grande aridez de comentadores desse ponto, destacamos uma exceção: o trabalho de Alves (2014), para o qual remetemos a leitora interessada na discussão sobre a formação analítica. Ver: ALVES, E. F. (2014) *Jacques Lacan e a questão da autorização dos analistas*. Porto Alegre: CRV. 144 p.

Para os objetivos do presente trabalho, nós nos deteremos especificamente nos dois pontos que constituem os focos dessa enunciação elíptica de Lacan, a saber, *si mesmo* e *alguns outros*. Afinal, quais seriam as implicações da escolha de tais significantes, sendo esse um momento de maturidade de sua experiência intelectual? Tratar-se-ia da introdução de racionalidades clínicas e teóricas inteiramente novas, considerando a então recém-descoberta lógica borromeana? Seria o *si mesmo* uma outra teoria do sujeito que agora integraria desenvolvimentos tais como o gozo do Outro e o real, na mesma medida em que o *outros* aportaria um tipo de alteridade plural nunca antes considerada por Lacan, dada a hegemonia seja do conceito de Outro, seja da unicidade radical do objeto *a*? Em relação à sexuação, seria possível argumentar que a introdução da noção de gozo no ensino de Lacan aporta uma dimensão real do corpo que não poderia ser considerada como tal a partir de seus desenvolvimentos anteriores?

Gostaria de convidar a leitora a dar conosco um passo atrás antes de ratificar tais teses. Nosso objetivo será examinar possíveis fundamentações das noções de *si mesmo* e *alguns outros* a partir de textos anteriores à década de 1950, buscando sublinhar como a reformulação da teoria da sexuação em Lacan em seu período tardio pode ser compreendida também como uma espécie de retorno a temáticas e a uma racionalidade não-toda marcada pelo simbólico de extração estruturalista. Defendemos que a insistência de Lacan referente à equivalência dos três registros no fim de seu ensino é também um convite a um programa de leitura que possa extrair consequências outras de textos cuja interpretação clássica pode ser dada como fechada.

Comecemos nossa análise a partir de um exame referente ao estatuto da ideia — aparentemente contraintuitiva — de *outros* em Lacan e seus possíveis paralelos com a redescrição da sexuação em termos de autorização. Para tanto, retomemos um aspecto pouco comentado de um dos mais conhecidos textos de Lacan, resgatado por Beer; Franco[13] quando de uma discussão sobre a indissociabilidade entre clínica e política.

A COLETIVIZAÇÃO DOS MEIOS DE SEXUAÇÃO

Em 1945, o editor dos *Cahiers d'Art*, Christian Zervos, convida Lacan para escrever um texto que comporia um volume de seu periódico, mas não um volume qualquer. A publicação fora interrompida em 1940 por conta da Segunda Guerra Mundial e retomada cinco anos depois, quando o editor organiza um número que serviria, justamente, para cobrir o período referente ao conflito. É a esse convite, portanto, que Lacan responde: "Não somente ele [o texto] foi escrito logo após a guerra, como o tema do convite era o período de guerra em si, e a revista em que foi publicado não era de psicanálise ou psicopatologia, mas de artes"[14]. De que texto se trata?

Estamos falando de *O tempo lógico e a asserção de certeza antecipada: um novo sofisma*[15], trabalho que se tornará

---

[13]BEER, P. A.; FRANCO, W. Da indissociabilidade entre clínica e política em psicanálise. *Affectio Societatis*, 2017, p. 157-179.
[14]*Ibid.*, p. 171.
[15]LACAN, J. (1945). O tempo lógico e a asserção de certeza antecipada: um novo sofisma. In: LACAN, J. *Escritos*, tradução Vera Ribeiro, Rio de Janeiro: Jorge Zahar Ed, 1998, p. 197-213.

conhecido por sua relação com as chamadas "sessões curtas" ou "sessões de tempo variável". Contudo, na esteira de "Os complexos familiares", trata-se de um texto que discute diretamente questões ligadas ao laço social, e o faz não a partir do grande Outro, simbolicamente concebido, mas a partir do estatuto do pequeno outro.

Negritemos que tal posição não é, de forma alguma, marginal, nem uma espécie de um delito de juventude de Lacan. Antes, tal ideia atravessa momentos-chave de seu ensino e comparece com força não apenas na antecâmara do nascimento do simbólico nos anos de 1950, mas em todas as discussões que circundam a teoria da sexuação — como aquela do *semblante*, o lugar fundamental do pequeno outro no matema dos discursos e, finalmente, a própria redescrição da sexuação em 1974 a partir da ideia de que a sexuação é um processo que se dá entre o *si mesmo* e o *alguns outros*. Poder-se-ia objetar que tais categorias aproximam-se muito fortemente do imaginário e que, portanto, não devem ser consideradas ao trabalharmos formulações tardias de Lacan. Contudo, o próprio psicanalista adverte-nos quanto a esse prejuízo e chega a ironizar tal rechaço do imaginário em meados dos anos de 1970: "É justamente o que atribuíram a mim, querer que o Imaginário seja 'caca, dodói': um mal. E o que seria bom seria o Simbólico. E cá estou eu de novo formulando uma ética. É disso que quero dissipar o mal-entendido, através do que avento este ano, para vocês, dessa estrutura de nó"[16].

---

[16]LACAN, J. (1973-1974). *Les non-dupes errent*. Paris: AFI. Acesso em 19 de junho de 2017, disponível em Patrick Valas: http://www.valas.fr/Jacques-Lacan-les-non-dupes-errent-1973-1974

Precisemos que a especificidade que liga a discussão do tempo lógico à questão da autorização de si e de alguns outros é o que está em pauta ali não apenas no estatuto do semelhante, mas também de sua configuração *coletiva*. Lacan propõe, no texto de 1945, um sofisma no qual um de três prisioneiros seria solto caso resolvesse primeiro um enigma. Trata-se de descobrir a cor de um círculo, que seria colocado em suas próprias costas, a partir das cores dos outros dois círculos afixados da mesma maneira, um em cada colega. Num total temos três círculos brancos e dois pretos, dentre os quais seriam escolhidos três e respectivamente designados a cada prisioneiro. O diretor da prisão, então, opta por colocar os três círculos brancos nas costas dos prisioneiros, visando descobrir por meio de qual lógica algum deles primeiro decobriria — por certeza, e não por probabilidade — a cor de seu círculo.

> Depois de se haverem considerado entre si *por um certo tempo*, os três sujeitos dão juntos *alguns* passos, que os levam simultaneamente a cruzar a porta. Em separado, cada um fornece então uma resposta semelhante, que se exprime assim:
> "Sou branco, e eis como sei disso. Dado que meus companheiros eram brancos, achei que, se eu fosse preto, cada um deles poderia ter inferido o seguinte: 'Se eu também fosse preto, o outro, devendo reconhecer imediatamente que era branco, teria saído na mesma hora, logo, não sou preto.' E os dois teriam saído juntos, convencidos de ser brancos. Se não estavam fazendo nada, é que eu era branco como eles. Ao que saí porta afora, para dar a conhecer minha conclusão."

Foi assim que todos três saíram simultaneamente, seguros das mesmas razões de concluir.[17]

Há aí uma importante subversão da própria lógica do jogo, que previa que apenas a um — o primeiro prisioneiro a descobrir sua cor — seria concedido o benefício da liberdade. A certeza advém precisamente do caráter simultâneo do *reconhecimento do reconhecimento* dos outros que informa sobre a identidade do eu. O que o sofisma expõe é que a certeza sobre si advém da suposição radical de que os outros me reconhecem da mesma forma que eu os reconheço. Daí que o titubear dos outros entre o segundo e o terceiro tempo lógico é o que precipita a certeza de que eles, assim como eu, são determinados pela lógica coletiva de reconhecimento.

O eu é, assim, uma referência a um denominador comum "do sujeito recíproco, ou, ainda, aos outros como tais, isto é, como sendo outro uns para os outros. Esse denominador comum é dado por um certo *tempo para compreender*, que se revela como uma função essencial da relação lógica da reciprocidade"[18]. Notemos que o índice de indeterminação, presente na indecidibilidade do *alguns outros* no dizer da sexuação, parece comparecer aqui não em relação ao seu número, borda ou fronteira, mas em relação ao tempo indefinido (lembremos dos itálicos que Lacan coloca em *por um certo tempo* e *alguns* passos ao apresentar o sofisma) que separa o instante de ver do momento de concluir.

---

[17]LACAN, J. (1945). O tempo lógico e a asserção de certeza antecipada: um novo sofisma. In: LACAN, J. *Escritos*, tradução Vera Ribeiro, Rio de Janeiro: Jorge Zahar Ed, 1998, p. 198.
[18]Ibid., p. 211.

Contudo, o horizonte que pauta essa asserção de certeza é aquele do *erro*. É pelo medo de errar — que Lacan ligará à ideia de barbárie, no fim do texto — que o sujeito se antecipa sobre a sua certeza a partir da hesitação reconhecida nos outros. "A verdade se manifesta nessa forma como antecipando-se ao erro e avançando sozinha no ato que gera sua certeza."[19] A passagem do erro à verdade é, portanto, um *ato* antecipado. Bem entendido, a oposição entre *erro* e *verdade* dissolve-se ao longo do ensino de Lacan[20], mas notemos que já aqui esses dois pólos são indissociáveis.

E é justamente nessa articulação que encontramos a *antecipação*. Noção que, não por coincidência, aparece igualmente na constituição do eu no estádio do espelho. Mais ainda, trata-se de uma antecipação *performativa*, ligada a um fazer que encerra em si mesma sua verdade. O termo usado por Lacan para definir esse momento-chave na estruturação subjetiva especular é "azáfama jubilatória" [*affairement jubilatoire*], que traz a marca de um fazer, de um ato ou atividade. *Affairement*, que pode ser traduzido literalmente por "atarefamento", sublinha um excesso, uma agitação precipitada, uma sobrecarga. Aqui, já não estaríamos tão distantes de uma racionalidade butleriana que pensa o processo de sexuação como pautado por um fazer que, retroativamente, constitui um sujeito[21].

---

[19]*Ibid.*,
[20]Como, por exemplo, na ideia de uma verdade ligada ao semidizer, na aproximação do inconsciente ao equívoco, e na própria noção de "erro" construída em *Os não-bestas erram*.
[21]BUTLER, J. (1990). *Problemas de gênero*. Tradução: R. Aguiar, Rio de Janeiro: Civilização Brasileira, 2014.

A diferença, no entanto, apresenta-se no caráter de enlaçamento que esse tipo de ação constitutiva do eu tem com a *coletividade*:

> Basta fazer aparecer no termo lógico dos *outros* a menor disparidade para que se evidencie o quanto a verdade depende, para todos, do rigor de cada um, e até mesmo que a verdade, sendo atingida apenas por uns, pode gerar, senão confirmar, o erro nos outros. E também que se, nessa corrida para a verdade, é apenas sozinho, não sendo todos, que se atinge o verdadeiro, ninguém o atinge, no entanto, a não ser através dos outros.[22]

É com essa teoria do sujeito em mente que Lacan afirmará que essa lógica é aquela que auxiliaria na aplicação "do manejo do 'complexo' na prática psicanalítica"[23]. Notemos que o autor, da mesma maneira que em 1974, não fará aí referência ao Édipo, mas ao complexo enquanto tal: constelação de outros aos quais o sujeito se refere e é referido. Ou seja, em ambos os casos o que está em pauta é uma estrutura de constituição do eu — lógica e sexuada — que localiza na gramática coletiva as coordenadas de seus impasses e, portanto, de sua verdade.

Uma leitura desatenta do texto de 1945 pode dar a entender que Lacan visa uma discussão sobre o tempo lógico em seu contexto exclusivamente clínico, que o

---

[22]LACAN, J. (1945). O tempo lógico e a asserção de certeza antecipada: um novo sofisma. In: LACAN, J. *Escritos*, tradução Vera Ribeiro, Rio de Janeiro: Jorge Zahar Ed, 1998, p. 212.
[23]*Ibid.*

paradigma dos prisioneiros remeter-se-ia ao *três* por ter uma ligação com o Édipo ou até mesmo com os três registros. Não obstante, o movimento final do texto busca, justamente, emancipar a proposta de sua aplicação de uma *coletividade*, ou seja, de um número definido de indivíduos, rumo a uma *generalidade*, "que se define como uma classe que abrange abstratamente um número indefinido de indivíduos"[24].

O psicanalista evoca aí o ditado *tres faciunt collegium*[25], antecipando a ideia — que só aparecerá com força novamente a partir dos anos de 1970 — segundo a qual, para que algo se institua, é preciso haver *ao menos três*. Lembremos ainda que Lacan chega a demonstrar logicamente no próprio texto que o sofisma dos prisioneiros seria igualmente

[24]*Ibid*.
[25]Na língua latina, *collegium* significava a ação de ser colega; confraria, associação, corporação; companheiro no mesmo ofício, colega (Tonini & Goldenberg, 2003). Apesar da origem da expressão ser obscura, considera-se como seu primeiro uso de peso aquele feito na regência de Numa Pompílio, o segundo rei de Roma, em 700 a. C., que determinava a modalidade de formação dos colégios de artesãos no império. "A regulamentação mais importante, considerada indispensável, determinava que um Colégio jamais poderia formar-se com menos de três membros. Esta regra foi de tamanha magnitude que a expressão *tres faciunt collegium* foi considerada uma máxima da lei civil" (Tonini & Goldenberg, 2003). Em um uso mais moderno, mas que continua a sublinhar o caráter da importância de uma unidade mínima que marque a coletividade, Karl Marx usa a expressão em uma correspondência para Ferdinand Lassale, justificando sua demora em responder: "você deveria ter recebido uma resposta imediata... entretanto, não para formular meus pontos de vista, mas porque *tres faciunt collegium*, queria submeter a questão a Engels e Lupus para saber sua opinião. Desde que suas impressões e a minha própria coincidam, você pode considerar o que se segue como nossa opinião unânime" (Marx apud Tonini & Goldenberg, 2003).

válido caso se tratasse de quatro, e não três[26], para com isso sublinhar que não é um número fixo que define tal lógica de reconhecimento, mas uma generalidade.

Para nossos propósitos, assim, a autorização no contexto da sexuação deve ser tomada também a partir desse paradigma: a esses alguns outros a partir dos quais o sujeito irá se autorizar são, assim, imputadas suposições de uma generalidade, ainda que esteja em jogo uma lógica da *coletividade*. Parece-nos que há aqui um movimento similar ao de Freud em *Psicologia das massas*[27], que parte, como lembra Laplanche[28], da lógica que rege a relação do sujeito com os *socii*, os pequenos outros da socialização primária e do convívio quotidiano, para explicar fenômenos de massa mais amplos e anônimos.

O tempo lógico termina, nessa toada, com a proposição de uma nova lógica da definição do que seria humanidade, mais precisa do que aquela em jogo na lógica clássica ("O homem é um animal racional").

1. Um homem sabe o que não é um homem;
2. Os homens se reconhecem entre si como sendo homens;

---

[26]LACAN, J. (1945). O tempo lógico e a asserção de certeza antecipada: um novo sofisma. In: LACAN, J. *Escritos*, tradução Vera Ribeiro, Rio de Janeiro: Jorge Zahar Ed, 1998, p. 212.
[27]FREUD, S. (1921). Psicologia das massas e análise do eu. In: FREUD, S. *Obras completas, volume 15: psicologia das massas e análise do eu e outros textos (1920-1923)*. Tradução: Paulo C. Souza. São Paulo: Companhia das Letras, 2011.
[28]LAPLANCHE, J. *Sexual: a sexualidade ampliada no sentido freudiano 2000-2006*. Tradução: V. Dresch, Porto Alegre: Dublinense, 2015, p. 167.

3. Eu afirmo ser homem, por medo de ser convencido pelos homens de não ser homem. Movimento que fornece a lógica de toda assimilação "humana", precisamente na medida em que ela se coloca como assimiladora de uma barbárie e, no entanto, reserva a determinação essencial do [eu]...[29]

Chega-se aí à máxima redução lógica da proposta lacaniana de 1945, que se coloca para além da demonstração ligada aos prisioneiros. O "tornar-se homem" — e aqui, dados os nossos propósitos, devemos já introduzir o caráter sexuado da questão e ler *homem* como o nome de *um* grupo, de *uma forma* de atravessar o processo de sexuação — é um devir indissociável da suposição dessa masculinidade junto a um grupo que é o pivô das próprias coordenadas de reconhecimento do sujeito. O grupo, enquanto instância de reconhecimento, precipita a antecipação do eu, pautada na negação de um horizonte de barbárie possível. Em outras palavras, seria a evitação de uma expulsão que conduziria à formação (sexuada) do eu.

Expulsão essa que não é propriamente aquela fálica experienciada pelos irmãos de Totem e tabu[30] no exílio imposto pelo pai da horda, mas, precisamente, uma *expulsão*

---

[29]LACAN, J. (1945). O tempo lógico e a asserção de certeza antecipada: um novo sofisma. In: LACAN, J. *Escritos*, tradução Vera Ribeiro, Rio de Janeiro: Jorge Zahar Ed, 1998, p. 213.
[30]FREUD, S. (1913). Totem e tabu. In: FREUD, S. *Obras completas, volume 11: Totem e tabu, Contribuição à história do movimento psicanalítico e outros textos (1912-1914)*. Tradução: Paulo C. Souza, São Paulo: Companhia das Letras, 2012, p. 13-244.

da expulsão, uma rejeição ainda mais radical que lançaria os sujeitos para fora do quadro de inteligibilidade presente no reconhecimento coletivo dado pela categoria *irmãos*: uma foraclusão[31].

A partir da leitura do *estádio do espelho*, que apresentaremos mais à frente, é possível defender que esse tipo de impossibilidade identitária de reconhecimento remete a experiências mais relacionadas ao despedaçamento do corpo do que a uma angústia de castração propriamente dita. Assim, junto ao resgate que Butler faz de Kristeva sobre a operação de abjeção — que, ao criar fronteiras identitárias, necessariamente produz seu abjeto, sua exclusão[32] —, deveríamos considerar que o processo de identificação é pautado, já de partida, por esse temor da barbárie de um estado de não reconhecimento. O eu erige-se contra o não-eu sempre e necessariamente suportado por um dado lugar numa coletividade. A importância da coletividade — secundarizada por diferentes tradições de comentadores da Lacan — é tamanha que o texto termina não exatamente com as (curiosas) reticências da passagem acima, mas com uma nota de rodapé que convida a uma leitura de toda a coletânea, *Escritos*, sem se esquecer da importância dessa dimensão:

> que o leitor que prosseguir nesta coletânea volte à referência ao *coletivo* que constitui o final desse artigo, para situar

---

[31] É nesse mecanismo de expulsão, e não numa diagnóstica estrutural de gêneros não inteligíveis, que podemos melhor localizar a ideia de *foraclusão* na discussão sobre as identificações sexuadas.
[32] BUTLER, J. (1990). *Problemas de gênero*. Tradução: R. Aguiar, Rio de Janeiro: Civilização Brasileira, 2014, p. 169.

o que Freud produziu sob o registro da psicologia coletiva (*Massenpsychologie und Ich Analyse*, 1920): *o coletivo não é nada senão o sujeito do individual*".[33]

Essa nota inserida em 1966 — e, portanto, atravessada pelo estruturalismo e por toda a releitura do Édipo — demonstra como a centralidade da coletividade na teoria do sujeito em Lacan atravessa de ponta a ponta sua produção e ensino: de *Os complexos familiares*, passando pelo tempo lógico e sua reedição em 1966, e chegando, finalmente, na teoria da sexuação e da formação do analista por meio dos *alguns outros*.

Coletividade essa que, notemos, não se apoia em uma *mimesis* consciente de traços identificáveis no grupo, mas precisamente numa *suposição* de grupo. Assim, ninguém sabe ao certo o que é um homem, uma mulher, uma *drag-queen* ou uma *transbutch*, mas sabemos que há pessoas que se reúnem coletivamente sob essa identidade a despeito de suas diferenças. Ramos[34] resgata essa mesma passagem do tempo lógico para pensar o estatuto do tornar-se analista — que, lembremos, é igualmente o paralelo feito por Lacan no contexto da autorização por si e por alguns outros —, sublinhando esse caráter contingente da identificação ao grupo:

> A tomarmos a lógica da asserção subjetiva antecipatória do Lacan (1945/1998) do final de *O tempo lógico*, 1) um

---

[33]LACAN, J. (1945). O tempo lógico e a asserção de certeza antecipada: um novo sofisma. In: LACAN, J. *Escritos*, tradução Vera Ribeiro, Rio de Janeiro: Jorge Zahar Ed, 1998, p. 213, grifos nossos.
[34]RAMOS, C. Marca de psicanalista ou a verdadeira maionese. *Stylete lacaniano*, 2016.

psicanalista sabe o que não é um psicanalista; 2) os psicanalistas se reconhecem entre si como sendo psicanalistas; 3) eu afirmo ser psicanalista, por medo de ser convencido pelos psicanalistas de não ser psicanalista. Enfim, sabemos o que não é um psicanalista e reconhecemo-nos entre nós como psicanalistas sem sabermos o que é um psicanalista, mas não sem que cada um negue não ser psicanalista diante dos psicanalistas. Afirmar-se psicanalista, reconhecermo-nos psicanalistas uns aos outros, implica necessariamente uma marca, mas uma marca contingente, que não se deixa universalizar, dado que não temos um atributo universal que diria o que é um psicanalista e nos permitiria sabê-lo. Poderíamos até tentar dizer que *alguma coisa a gente tem em comum*, mas este em comum é sempre da ordem do que *parece, mas não é*.[35]

Mas como compreender esse traço de contingência e de crítica do universal a partir de uma lógica que, a princípio, seria marcada por um reconhecimento especular, no qual a alteridade radical advém de um coletivo formado por semelhantes? Seria lícito supor que existe uma borda ou uma zona de indeterminação entre *imaginário* e *real*?

DO JÚBILO AO GOZO

Ao contrário do que uma leitura exclusivamente tardia de Lacan faria supor, discutir o estatuto do enigmático *si mesmo* do dizer da sexuação é, necessariamente, passar pela teoria lacaniana do imaginário. É tempo, assim, de nos determos

[35] *Ibid.*

em uma questão pouco explorada nos comentários sobre o estádio do espelho, questão essa referente ao qualificativo da assunção da imagem ortopédica do eu[36]. Trata-se de uma assunção *jubilatória. Jubilatório* [*jubilatoire*] é o estado em que se encontra o indivíduo tomado de uma grande alegria[37], mas que carrega como marca etimológica propriamente o *grito* de uma exclamação que transborda o articulável racional ou simbolicamente: do latim, *iubilo*[38]. O júbilo seria propriamente *um dizer sem dito*, na medida em que dá a ver uma posição do sujeito, é verdade, mas sem a captura significante de um horizonte metonímico sem fim.

Isso se deve ao fato de que o caráter jubilatório da assunção é ligado não à linguagem em seu sentido estritamente estrutural, mas, antes, àquilo que poderíamos aproximar de *lalíngua*, veiculando, portanto, um dizer que é, em si, parte do corpo e não se separa deste. A assonância *lala* remete, também, aos dizeres primeiros trocados entre a criança e seus cuidadores — mas, não esqueçamos, também entre seus irmãos, colegas e todos os outros a quem ela se remete. Trata-se de uma lida com a linguagem que não opera por meio de uma lógica de separação entre significado e significante, em que

---

[36]LACAN, J. (1949). O estádio do espelho como formador da função do eu tal como nos é revelado na experiência psicanalítica. In: LACAN, J. *Escritos* Tradução: Vera Ribeiro, Rio de Janeiro: Jorge Zahar Editor, 1998, p. 97.
[37]LINTERNAUTE (2017). *Jubilatoire*. Acesso em 3 de julho de 2017, disponível em Linternaute: http://www.linternaute.com/dictionnaire/fr/definition/jubilatoire/#definition.
[38]LATDICT. (2017). *jubilo*. Acesso em 3 de julho de 2017, disponível em Jubilo: http://latin-dictionary.net/definition/24929/jubilo-jubilare-jubilavi-jubilatus.

não há propriamente um sentido que decante das diferenças advindas dos significantes na fala, mas um dizer performado que é seu próprio sentido, posto que corpo.

É claro que esse tipo de uso da língua tecido junto ao corpo não se resume exclusivamente à fala do bebê, da mesma forma que o estádio do espelho não se localiza em um momento *x* ou *y* do desenvolvimento. Motivo pelo qual esse outro regime de linguagem comparece em outro campo, bastante explorado por Lacan em seus desenvolvimentos tardios, a *poética*. Nesse sentido, Silva Jr.[39] sublinha que há, por exemplo, em Alberto Caeiro uma abordagem da língua que o aproxima de discussões propriamente performativas, e não estruturais, de linguagem. Vejamos um conhecido poema que pode nos ajudar a ver essa presença do júbilo na linguagem, júbilo esse intimamente ligado ao corpo e ao ser — para além de uma metafísica da razão simbólica:

> Sou um guardador de rebanhos.
> O rebanho é os meus pensamentos
> E os meus pensamentos são todos sensações.
> Penso com os olhos e com os ouvidos
> E com as mãos e os pés
> E com o nariz e a boca.
> Pensar uma flor é vê-la e cheirá-la
> E comer um fruto é saber-lhe o sentido.
>
> Por isso quando num dia de calor
> Me sinto triste de gozá-lo tanto,

---

[39] SILVA JUNIOR, N. As dissoluções do sujeito pela linguagem na obra de Fernando Pessoa. *Disciplina de pós-graduação*, 2017.

E me deito ao comprido na erva,
E fecho os olhos quentes,
Sinto todo o meu corpo deitado na realidade,
Sei a verdade e sou feliz.[40]

Ora, estamos aí dispostos e deitados, como Caeiro, na relva de um sentido que se confunde com o próprio domínio do corpo. Há, inclusive, uma passagem no poema que é bastante similar àquela do estádio do espelho: num primeiro momento, o pensar se dá concretamente pelo sentir das partes desconexas e concretas, na qual há uma indistinção entre representação e coisa; e, em seguida, uma experiência de verdade e felicidade que ultrapassa a culpa do gozo (retroativamente fálico e parcial) por meio de uma unificação corporal de um deitar-se na realidade. É importante que se pontue aqui que o *um* de que se trata na unificação em jogo na assunção jubilatória não é, necessariamente, o *um* fálico, descrito por meio de uma função na qual *para todo x* teríamos *y*. Esse *um* que a criança reconhece no espelho pode-se ligar ao *um* da singularidade, do *uma a uma* descrito no seminário 20 para pensar o caráter não todo da mulher, mas que a partir do dizer da sexuação passa a constituir, igualmente, o próprio processo da sexuação.

Assim, seguimos Silva Jr.[41] quando afirma ser Caeiro o poeta que trata o real da realidade por meio de *lalíngua*,

---

[40]PESSOA, F. (1925). *IX - Sou um guardador de rebanhos*. Disponível em Arquivo Pessoa: http://arquivopessoa.net/textos/1488, acessado em 20 de junho de 2017.
[41]SILVA JUNIOR, N. As dissoluções do sujeito pela linguagem na obra de Fernando Pessoa. *Disciplina de pós-graduação*, 2017.

mas adicionando que este o faz não sem o intermédio do imaginário. Defendemos que é precisamente nessa fronteira que é preciso situar a assunção jubilatória, já que há um tipo de corpo e de eu que surge num movimento unificatório que é promovido por um gozo que está para além da linguagem fálica. Caeiro, como a criança do espelho, se vê em júbilo pelo olhar e pela imagem que testemunham seu nascer como um corpo que se concebe para além dos signos:

> [...] Sei ter o pasmo essencial
> Que tem uma criança se, ao nascer,
> Reparasse que nascera deveras...
> Sinto-me nascido a cada momento
> Para a eterna novidade do Mundo...
>
> Creio no Mundo como num malmequer,
> Porque o vejo. Mas não penso nele
> Porque pensar é não compreender...
> O Mundo não se fez para pensarmos nele
> (Pensar é estar doente dos olhos)
> Mas para olharmos para ele e estarmos de acordo...[42]

O mundo de Caeiro é o malmequer, dado que esse poeta nada pode dizer sobre o universo, mas sobre os mundos que se criam e nascem em cada olhar — e, portanto, não são dados ao pensar, mas ao estar de acordo.

[42]PESSOA, F. (1914). *O meu olhar é nítido como um girassol*. Disponível em Arquivo Pessoa: http://arquivopessoa.net/textos/1463, acessado em 20 de junho de 2017.

Lembremos que Lacan evoca, logo na primeira página do texto sobre o estádio do espelho, a noção de *Aha-Erlebenis*, que pode ser pensada quase como a tradução literal do júbilo[43]. A descoberta do nascimento do eu num mesmo movimento é inventada, experienciada e vivida no corpo; ou, mais radicalmente, ela é o próprio *momento do corpo*. Vai se tornando, assim, inevitável trazer à luz um conceito que — a princípio — não se relacionaria senão com o registro do real: o *gozo do Outro*. Vejamos como isso se justifica.

Estar de acordo com o olhar para o mundo se dá, no estádio do espelho, mediante o olhar do Outro que, igualmente, partilha desse dizer jubiloso da criança, pois, não esqueçamos, o Outro goza igualmente dessa descoberta. O júbilo da criança — ao pensarmos como Caeiro — é também o júbilo do Outro, posto que ela se torna quem é pelo brilho do olhar que testemunha seu eu-corpo. Já em 1953, o próprio Lacan aproxima essa demanda de reconhecimento na dialética especular da criança literalmente ao "gozo do Outro"[44]. O gozo do Outro nos parece, assim, ganhar um estatuto operativo muito mais articulável do que aquele que o aproximara exclusivamente do dito "gozo feminino", na medida em que se emancipa de uma captura de sentido sexuada de partida e nos permite pensá-lo como

---

[43]LACAN, J. (1949). O estádio do espelho como formador da função do eu tal como nos é revelado na experiência psicanalítica. In: LACAN, J. *Escritos* Tradução: Vera Ribeiro, Rio de Janeiro: Jorge Zahar Editor, 1998, p. 96.
[44]LACAN, J. (1953). Função e campo da fala e da linguagem em psicanálise. In: LACAN, J. *Escritos* Tradução: Vera Ribeiro, Rio de Janeiro: Jorge Zahar Editor, 1998, p. 251.

um operador identificatório, que o liga mais a um processo do que à Mulher — ainda que inexistente e barrada.

Sublinhemos que essa leitura do gozo do Outro não é de maneira alguma arbitrária, uma vez que o próprio Lacan, em um texto tardio como *A terceira*, repensa o gozo do Outro não mais como ligado às fórmulas da sexuação de 1973, mas como um tipo de gozo que se distingue do fálico por ser ligado ao *corpo*. Isso é possível porque Lacan aproxima o gozo fálico à masturbação, como algo que estaria fora do corpo: "Que o gozo fálico se torne anômalo ao gozo do corpo, isso é algo que já foi percebido mil vezes."[45] Trata-se, neste caso, sobretudo, de um gozo pautado pela parcialidade própria à logica fálica, ligada a uma ou outra parte erotizada do corpo, mas que não é gozada senão a partir da fantasia. Por outro lado, o gozo do Outro se liga ao corpo em si — que, nesse momento, para Lacan, é sinônimo de imaginário.

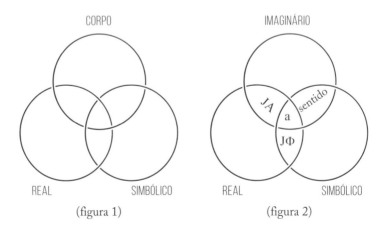

(figura 1) (figura 2)

[45]LACAN, J. (1974). A terceira. *Cadernos Lacan*, 2002, p.13.

O gozo do Outro (JA) está, assim, na fronteira entre o real e o imaginário/corpo. Não haveria, portanto, nesse último período do ensino de Lacan, ao contrário do que se possa defender, uma reinvenção da noção de "corpo" a partir do real. Entendemos que há, na verdade, um retorno respeitoso à noção primeira de "subjetivação", ligada ao imaginário, sem o desprezo a esse registro no qual uma certa leitura do estruturalismo acabou por resultar:

> Ele, o corpo, se introduz na economia do gozo (foi daí que parti) pela imagem do corpo. A relação do homem, do que se chama por esse nome, com seu corpo, se há algo que sublinha bem que ela é imaginária, é o alcance que aí toma a imagem; e, no início, sublinhei bem isso, é que era preciso para tal, mesmo assim, uma razão no real, e que a prematuração de Bolk — não é minha, é de Bolk, eu nunca quis ser original, quis ser lógico — é que não há, para explicá-la, senão a prematuração, essa preferência pela imagem que vem do fato de que ele antecipa sua maturação corporal [...][46]

Jadin; Ritter[47] também acompanham essa leitura e entendem o júbilo especular como um momento de fascinação marcante e de uma alienação fundamental do sujeito que se vê constituído *como um outro*: "'Como um outro' e, *ipso facto*, por seu gozo, tanto quanto ele aparece como 'o

---
[46]*Ibid.*
[47]JADIN, J.-M.; RITTER, M. (2009). *La jouissance au fil de l'enseignement de Lacan.* Toulouse: Érès.

gozo do Outro' — como indicará Lacan um pouco mais tarde, a propósito da reconstrução da imagem especular no âmbito da cura analítica."[48]

Retornando mais cerradamente a nosso problema, é mister, assim, pensar que a autorização no contexto da sexuação se dá com tamanha força identitária precisamente porque é marcada, de partida, por um gozo que está aquém e além da linguagem; e que, portanto, não pode ser redescrito e pensado em termos "fálicos" — na acepção ampla do termo. O caráter desse gozo do Outro, na maior parte das vezes, está excluído do campo possível da vivência quotidiana, posto que os enquadramentos normalizantes de gênero impedem que tal experiência seja retomada, na medida em que recobrem tal descoberta do eu sexuado com discursos ontológicos que o remetem a uma anatomia essencialista. Mas a partir do momento em que a autorização no campo da sexuação oferece resistência normativa ao discurso hegemônico normalizante[49], como no caso das transidentidades, por exemplo, esse tipo de experiência de satisfação não redutível ao falo pode vir à luz de maneira mais clara.

À guisa de conclusão, apresentemos um exemplo. Em um recente documentário, a cartunista Laerte conta que o momento central no percurso de sua descoberta como mulher *trans* não teria sido propriamente a primeira calcinha — como sugere a entrevistadora —, que já vinha sendo usada, mas sem causar nenhum tipo de efeito dessa natureza:

---

[48] *Ibid.*, p. 14.
[49] AMBRA, P. A psicanálise é cisnormativa? Palavra política, ética da fala e a questão do patológico. *Periódicus*, v.1, n. 5, 2016.

A primeira roupa que eu usei foi uma roupa que eu tirei, na verdade. Foi o fato de ter tirado os meus pelos. O primeiro impacto dessa mudança — mais do que ter botado uma calcinha e olhado no espelho [...] — [foi quando] eu vi [no espelho] as partes de mim aparecendo. Assim: "nossa, a minha perna!". Isso já era, assim, o prelúdio.
[A entrevistadora:] — *O que é que tu viu no espelho?*
Uma *outra pessoa*, e eu queria *me ver inteira*. Quando eu me vi, eu não acreditava; fiquei pulando assim, ó [gargalha].[50]

Essa cena não deve ser tomada na qualidade de uma caricatura, mas de uma demonstração da importância central da experiência sexuada como ligada a uma totalidade corporal de júbilo e não reduzida à interpretação da genitalidade — que, por tantas décadas, reduziu o pensamento psicanalítico sobre os processos de sexuação. A despeito da parcialização fálica que metonimicamente elegeria um órgão (ou peça íntima que o recobriria) que simbolicamente organizaria a experiência sexuada, o júbilo de se ver inteira no espelho é o que faz de Laerte mulher. Lembremos, igualmente, que esse documentário sublinha a importância do reconhecimento político e social da identidade de gênero.

Temos, assim, as coordenadas para alçar a proposta lacaniana segundo a qual *o ser sexual só se autoriza de si mesmo e de alguns outros* ao seu estatuto propriamente conceitual e clínico. Trata-se, em primeiro lugar, de um resgate da importância da precipitação da unidade singular do eu e

---

[50]*Laerte-se*. Direção Lygia Barbosa da Silva, Eliane Brum, 2017.

da marca de gozo, não redutível ao falo, que daí decanta. É, portanto, entre o imaginário de uma unificação corporal alienada e a marca de um gozo real que se dá a autorização, sempre antecipada, do ser sexuado.

Por outro lado, temos igualmente nessa teoria da sexuação o resgate da dimensão coletiva de tal processo de autorização, instituindo uma indecidibilidade entre o *si mesmo* e o *alguns outros* que remete à dimensão de ato presente no tempo lógico e retoma a proposta lacaniana segundo a qual "o coletivo não é nada senão o sujeito do individual"[51].

Abre-se aí um vasto campo de investigações com as teorias de gêneros e fenômenos ligados à identidade sexuada que se emancipa dos resquícios psiquiátricos presentes em certas leituras que ainda consideram a transexualidade, por exemplo, como um fenômeno ligado exclusivamente à psicose. Ao tomar o dizer da sexuação na qualidade de processo identificatório desvela-se, portanto, uma potente e inexplorada leitura da teoria lacaniana que não apenas retoma desenvolvimentos do início de seu percurso intelectual sob outros prismas, mas possibilita um novo programa de leitura das problemáticas de gênero a partir da psicanálise.

---

[51] LACAN, J. (1945). O tempo lógico e a asserção de certeza antecipada: um novo sofisma. In: LACAN, J. *Escritos*, tradução Vera Ribeiro, Rio de Janeiro: Jorge Zahar Ed, 1998, p. 213.

RAFAEL
KALAF
COSSI

SOBRE O ESTATUTO DO SEXO EM PSICANÁLISE

As questões que envolvem o debate entre psicanálise e estudos de gênero permanecem não resolvidas. A tensão se mantém viva. Freud, nos anos 1930, foi obrigado a se pronunciar sobre as críticas tecidas por Karen Horney e Helene Deutsch; Lacan foi atingido pela ebulição do feminismo francês nos 1970 — se seus expoentes compunham sua audiência e participavam de seus seminários, também se fizeram escutar sob os escritos de figuras como Luce Irigaray e Hélène Cixous. A partir dos anos 1990, os *gender studies* norte-americanos apuram as represensões a Freud e Lacan e, mais uma vez, a psicanálise é impelida a se pronunciar. Ainda bem: toda essa dinâmica levou a produções brilhantes como as de Joan Copejc e Alenka Zupančič, dentre tantas outras. Neste texto, nós nos voltaremos ao que se pode entender sobre sexo em psicanálise — agora despertados "butlerianamente".

Em *Problemas de gênero*[1], Butler revela que a norma heterossexual vigente se sustenta em uma concepção binária dos sexos e dos gêneros — homem, masculino; mulher, feminino. A heterossexualidade compulsória obriga, ainda, que caracteres sexuais anatomofisiológicos, gênero, desejos e práticas sexuais estejam em conformidade — por exemplo: corpo biologicamente homem, gênero masculino, desejo por mulheres, prática heterossexual são fatores que devem andar juntos. Os sujeitos que se esquivam desse enredo ideal de congruência e continuidade não se harmonizam aos gêneros inteligíveis, masculino e feminino, sendo, consequentemente, relegados à invisibilidade e marginalização. O projeto desconstrucionista de Butler, além de expor o caráter contingencial do vínculo entre os quatro fatores acima — corpo, gênero, desejo e prática sexual — fundamenta uma postura política que contesta a predeterminação de identidades.

Partindo do sistema descrito por Gayle Rubin, Butler mostra que, além da combinatória sexo-gênero se assentar em uma unidade ilusória, o gênero em si não tem essência identitária natural — também não é um produto de construções sociais. Tomar o gênero como uma substância permanente é uma ficção. Além do mais, algo sempre escapa à tentativa de delimitação do conjunto de atributos que o constituiriam:

> Se a noção de uma substância é uma construção fictícia, produzida pela ordenação compulsória de atributos em

---

[1] BUTLER, J. (1990) *Problemas de gênero — feminismo e subversão da identidade*. Rio de Janeiro: Editora Civilização Brasileira, 2003.

sequência de gênero coerentes, então o gênero como substância, a viabilidade de *homem* e *mulher* como substantivos, se vê questionado pelo jogo dissonante de atributos que não se conforma aos modelos sequenciais ou causais de inteligibilidade. [...] a denúncia dessa produção fictícia é condicionada pela interação desregulada de atributos que resistem à sua assimilação numa estrutura pronta de substantivos primários e adjetivos subordinados.[2]

A composição do gênero se dá a partir da regulação aleatória de predicados — tomá-lo como entidade ontológica é uma manobra artificial e de poder que serve estrategicamente para eclipsar seu verdadeiro caráter. Nesse caso, para Butler, nem substância, tal como se poderia deduzir do "núcleo de identidade de gênero" descrito por Robert Stoller, nem acúmulo constituinte de "atributos flutuantes"[3]: o gênero é *performativo*.

Palavras, gestos e ações expressas reiteradamente tramam a realidade dos gêneros e a ilusão de substância, naturalidade e a-historicidade que costumamos atribuir a eles, sempre coordenados por uma estratégia de poder que intenta manter o gênero em sua estrutura binária e ocultar seu verdadeiro caráter: intencional e performativo. O que de fato se trata, para a filósofa, é de citações e reiterações encenadas a partir de convenções — paródias que, por sua vez, são edificadas segundo a quimera de um modelo original. Não há "agente" anterior ao ato; não há estrutura

---

[2] *Ibid.*, p. 47-48.
[3] *Ibid.*, p. 48.

pré-discursiva. O agente é fabricado a partir do ato. É como se gênero, em si, não existisse; o que se tem é a performatividade de gênero.

O que foge à coerência de gênero, o que é excluído, traria em si potencial de provocar alterações nas categorias substantivadas. Butler perpetua a estratégia, já esboçada por Luce Irigaray nos anos 1970, de que a incitação a sucessivas repetições performativas teria um fim subversivo: o panorama de ressignificações da norma, ao escancarar a face artificial e política do universo dos gêneros, traria à tona algo imprevisível, o *abjeto* não absorvível que resiste à homogeneização, controvertendo o cenário social heteronormativo. Neste sentido, a proposta é robustecer a estratégia da performatização — à medida que posta em andamento, revelar-se-ia a face oculta dos gêneros. É justamente nesse ponto que posicionamos nossa questão. O projeto butleriano parece pressupor que *tudo* dos gêneros possa ser "performatizável" — é como se nada escapasse à performance ou à possibilidade de ser ressignificado e posto em ação. Mas tudo do sexo ou dos gêneros é passível de ser simbolizado ou atuado? — em outros termos, passível de ser abarcado pelo espectro discursivo?[4] Não teria Butler, por sua vez, ontologizado a performance? Se, para Alenka

---

[4]Tal questão não esperou a réplica dos teóricos da psicanálise para ser levantada, mas decorre do coração dos próprios *queer studies*. Ao passar por Butler, Preciado reconhece que invocações performativas ontologizantes participam da determinação do corpo como masculino ou feminino; contudo, afirma que "o gênero não é simplesmente performativo (isto é, um efeito das práticas culturais linguístico-discursivas), como desejaria Judith Butler. O gênero é, antes de tudo, prostético, ou seja, não se dá senão na materialidade do corpo. [...] Sua plasticidade

Zupančič, "performatividade é um tipo de onto-logia do discursivo, responsável tanto pelo *logos* quanto pelo *ser* das coisas [...], a posição de Lacan é irredutivelmente diferente desta da ontologia performativa"[5]. Pretendemos, partindo dessa consideração da filósofa eslovena, descrever o que consideramos ser o entendimento psicanalítico, de Freud a Lacan, do sexo, assim como a especificidade do seu terreno.

Joan Copjec, cujo trabalho de 1994 é tido como a resposta definitiva da psicanálise às críticas endereçadas a ela pelos estudos de gênero, aponta para a não substancialidade do sexo — entidade vazia —, enquanto Butler ainda o consagraria ao campo da linguagem:

> Vinculando o sexo ao significante, ao processo de significação, Butler faz da nossa sexualidade algo que se comunica a outros. Enquanto o fato de que a comunicação, sendo um processo — e, desta forma, contínuo —, impede uma completa revelação do conhecimento num determinado momento; um conhecimento adicional, ainda assim, está colocado dentro do campo das possibilidades. Quando, pelo contrário, sexo é desvinculado do significante, ele

carnal desestabiliza a distinção entre imitado e imitador" PRECIADO, B. *Manifiesto contra-sexual — prácticas subversivas de identidad sexual*. Madrid: Editorial Opera Prima, 2002, p. 25, tradução nossa.

[H]á um excedente do processo de performatização, algo 'a-mais': para Preciado, certa dimensão corporal não performatizável, a ser restituída via tecnologia. Se um paralelo pode ser feito com a psicanálise, consideramos que este 'a-mais' desponta com o corpo pulsional; em outra medida, o gozo lacaniano, uma experiência do corpo em que o objeto *a* precipita, não pode ser totalmente cerceado pelos instrumentos simbólicos ou 'performatizantes' da linguagem.

[5] ZUPANČIČ, A. Sexual difference and ontology. *E-flux journal* # 32, 2012, p. 3.

se torna aquilo que não se comunica, aquilo que marca o sujeito como não podendo ser conhecido.[6]

Do sexo não há como saber, dizer ou operar *tudo*. Como o sexo não se rende à ordem significante, ele não pode ser desconstruído. Copjec chega a este extremo em sua repreensão à Butler: "Sexo é o que não pode ser falado pelo discurso; não é nenhum dos inúmeros significados que tentam dar conta dessa impossibilidade. Ao eliminar esse impasse radical do discurso, *Problemas de gênero*, apesar de toda sua fala sobre sexo, elimina o próprio sexo."[7] Butler teria se restringido a circunscrever o sexo como um produto do simbólico, passível de ressignificações histórico-culturais, enquanto, para Copjec, ele está além do simbólico[8]. Nesta perspectiva, poderíamos concluir que Butler teria sido deixada para trás por um Lacan que saltou das identificações edípicas para o programa da sexuação?

A partir da comparação que traça entre as antinomias da razão e as fórmulas da sexuação de Lacan, Copjec[9] assinala

---

[6]COPJEC, J. *Read my desire—Lacan against the historicists*. Cambridge MA/ Londres: MIT Press, 1994, p. 207, tradução nossa.
[7]*Ibid.* p. 211.
[8]Não à toa, nesta mesma toada, o livro de Charles Shepherson tem o elucidativo título: *Vital signs: sex, gender and psychoanalysis*. Ou seja, o próprio da psicanálise é uma terceira coisa, não reduzida a sexo biológico nem a gênero sexual (identificações, sentimentos, comportamentos ou mesmo performance). Temos sempre que levar em conta os três registros. Neste caso, quanto ao gênero, estaríamos no que cabe ser capturado pelos significantes e pelo discurso, dentro do campo simbólico e do imaginário; já o sexo em psicanálise excede essas categorias, incluindo o registro real e as modalidades de gozo.
[9]*Ibid.*

que a diferença sexual, longe da anatomia e dos papéis de gênero, resulta das demandas lógicas do discurso. Tais demandas levam a um impasse simultâneo ao fato de que é impossível se dizer tudo. A linguagem falha e existem dois modos de falhar: o modo masculino e o modo feminino. A não estabilidade do sexo não se deve à vacilação própria aos termos da diferença sexual ou das significações estarem sempre em processo. Quando Copjec fala em "falha da linguagem", não está se referindo à insuficiência de um objeto pré-discursivo, mas à contradição que a linguagem carrega em si: o sexo coincide com essa falha, essa contradição inevitável. O sexo é "a incompletude estrutural da linguagem, e não que o sexo seja em si mesmo incompleto"[10]. A dificuldade não adviria de nossa incapacidade em elucidar o sexual ou do seu suposto aspecto mutante inapreensível, mas da opacidade de seu estatuto enquanto objeto.

Em outro artigo, Copjec[11] enxerga que, ao priorizar o termo "gênero" em detrimento de "diferença sexual" nas discussões que gravitam em torno desta problemática, algo se perdeu: não só a distinção sexual em si, mas, mais especificamente, o sexo — o próprio sexo foi posto de lado a favor de uma categoria neutra, "gênero". Priorizando práticas sexuais, atividades e performances, as teóricas de gênero, para a autora[12], cessaram de se questionar sobre o que de fato o sexo é. Se, em larga medida, tornou-se notória a

---

[10] *Ibid.*, p. 206.
[11] COPJEC, J. *The sexual compact*, *Angelaki: journal of theoretical humanities*, Nova York/Londres: Routledge — Taylor &Francis Group. vol. 17, n. 2, jun. 2012, p. 31.
[12] *Ibid.*, p. 32.

tática feminista de obstinadamente marcar a diferença, com os estudos de gênero dos anos 1980, o efeito foi o reverso: apagamento do corpo e da diferença sexual em prol de um sujeito sexuado somente a partir da tecnologia construtivista do gênero[13].

Para Javier Saez[14], os estudos *queer* desconsiderariam o real e o objeto *a*. O sociólogo espanhol, que tem ilustre trabalho sobre a interface entre estudos *queer* e psicanálise, apresenta uma leitura rara da tese lacaniana em meio aos teóricos de gênero, e afirma que:

> O caráter subversivo de Lacan não deriva da tentativa de produzir elementos imaginários alternativos à normalidade — ou normatividade —, mas de apontar um campo que resiste a qualquer intenção de adaptação: esse campo é denominado como "real", irredutível. Lacan critica radicalmente qualquer ideia de desenvolvimento psicossexual normal e os ideais sobre o amor implicados à psicanálise [...]. Enquanto o discurso *queer* denuncia a construção do sexo em suas facetas imaginárias (imagens) e discursivas (simbolicamente), Lacan situa o sexo do lado do real.[15]

Nesse sentido, ainda segundo Saez, o sujeito do inconsciente, sexuado, corresponde a "um paradigma que não é nem essencialista-biologicista nem discursivo-performativo"[16]. Mas então, o que quer dizer que o sexo em psicanálise

---

[13] *Ibid.*, p. 38.
[14] SAEZ, J. *Teoría queer y psicoanalisis*. Madrid: Editorial Sintesis, 2004.
[15] *Ibid.*, 168-169, tradução nossa.
[16] *Ibid.*, p. 173.

deva ser pensado sempre junto ao real? Afinal de contas, qual a categoria deste objeto?

"PARA FREUD, TUDO É SEXO"

No texto *Sobre psicanálise "selvagem"*[17], Freud relata o caso de uma mulher que o procura, muito angustiada, devido à separação do marido. Ela lhe relata que, antes deste encontro, havia consultado um jovem médico que teria lhe dito que a causa de seu sofrimento seria carência sexual. Na sequência, recomenda à paciente três saídas para seu infortúnio: primeira, voltar para o marido; segunda, arranjar um amante; terceira, satisfazer-se a si mesma. Ou seja, em todos os casos, o médico teria prescrito à mulher uma terapêutica atual, e Freud sentencia: "Nessas alternativas terapêuticas do suposto psicanalista não sobra espaço para — a psicanálise."[18]

O jovem médico teria entendido "vida sexual" como sinônimo de coito ou masturbação, ou seja, uma prática. Mas toda vez que reduzimos sexo a uma prática, corrompemos o sexo da psicanálise. Imaginamos, ao lado de Zupančič[19], que, frente à acusação tão habitual "para Freud tudo é sexo, Freud é um devasso", que ele não retrucaria com a declaração "sexo é natural!"; mas que devolveria a questão: o que é sexo? Será que estamos falando da mesma coisa?

---

[17]FREUD, S. (1910). *Sobre psicanálise "selvagem"*. In: FREUD, S. Obras completas, volume 9. Tradução de Paulo C. de Souza. São Paulo: Companhia das Letras, 2013.
[18]*Ibid.*, p. 330.
[19]ZUPANČIČ, A. *What is sex?* Short Circuits series. Cambridge; London: The MIT Press, 2017, p. 7.

A título de curiosidade: em 1926, na Rússia, Andrei Platonov escreveu um manifesto chamado *O anti sexus* em prol da criação de um instrumento eletromagnético que aplacaria a nossa urgência sexual — útil tanto aos soldados na guerra quanto para nós, ao nos libertar da imoralidade ligada às práticas sexuais, tornando nossa vida social mais fácil e mais amistosa; nessas circunstâncias, o sexo "atrapalharia"[20]. Esse manifesto ficou famoso, e até Henry Ford chegou a assiná-lo. Talvez como resposta ao manifesto de Platonov, segundo Schuster[21], Stanislaw Lem publica em 1979 *Sexplosion* — uma droga, chamada *nosex*, foi criada com o objetivo de conter o ímpeto sexual do coito. Tal projeto foi bem-sucedido, mas um efeito imprevisível ocorre em seguida: o desejo se desloca com força à oralidade e crescem os distúrbios ligados a comer — cria-se a "pornoculinária". Logo, fica evidente nessa ocorrência literária que não nos livramos da pulsão sexual — por sinal, desde os *Três ensaios sobre a teoria da sexualidade*[22], de 1905, sabemos da insepulta disposição da sexualidade humana: perversa, poliforma e infantil.

---

[20]Proposta semelhante aparece no filme *Dorminhoco* de Woody Allen — através da máquina *orgasmatron*, atingiríamos o orgasmo sem precisar passar por todo exercício do ato sexual.
[21]SCHUSTER, A. Sex and Anti-Sex: Introduction to Andrei Platonov's "The Anti-Sexus". *Stasis*. 2016, vol. 4, n.1, p. 41-47.
[22]Freud "'descobriu' a sexualidade como intrinsecamente sem sentido, e não como o horizonte final de todo sentido produzido pelo homem. Os *Três Ensaios sobre a Teoria da Sexualidade* (1905) continuam a ser um texto de grande importância a esse respeito. Se se precisasse resumir seu argumento em uma única frase, esta chegaria suficientemente perto das expectativas: a sexualidade (humana) é um desvio enigmático-paradoxal [*paradox-ridden*] de uma norma que não existe". ZUPANČIČ, A. (2008) Sexualidade e ontologia. *Rev. Estud. Lacan.*, vol.1, no.2, p. 3.

Na esteira dessa obra, na conferência *A vida sexual humana*[23], Freud é insistente: o sexo não se restringe à reprodução ou ao coito, já que se imiscui em atos como o beijo, masturbação e até o parto. Inicialmente, Freud vai se verter à perversão para investigar sobre sexo — perversão aqui é remetida à sexualidade que se desvia da função reprodutora. Nessa pesquisa, ele cita os homossexuais por *renunciarem à reprodução*; depois, aos perversos, que adotam como meta de seus desejos sexuais as *ações preparatórias* (olhar, tocar etc.); terceiro, sádicos e masoquistas; por fim, aos que substituem a busca de satisfação na realidade pelas fantasias *(não necessitam de objeto concreto)*. Essas condutas desempenhariam o mesmo papel que a satisfação sexual "normal", ou seja, não são nem menos nem mais sexuais. Os supostos desvios da meta "normal", nesses casos, não são sinais de degenerescência. Freud vai pesquisar sobre sexo em um terreno onde justamente não está o sexo do senso comum.

Quanto à sintomatologia histérica, Freud afirma:

> Inúmeras sensações e inervações que nos apresentam como sintomas na histeria — em órgãos que aparentemente nada tem a ver com a sexualidade — revela-se, assim, sua natureza: são realizações de impulsos perversos, nas quais outros órgãos tomaram para si a importância de órgãos sexuais[24].

Diferentes partes do corpo são catexizadas, o que permite que os órgãos que envolvem excretar e nos alimentar,

---

[23] FREUD, S. (1917). *A vida sexual humana*. In: FREUD, S. Obras completas, volume 13. Tradução de Paulo C. de Souza. São Paulo: Companhia das Letras, 2014.
[24] *Ibid.*, p. 409.

por exemplo, sejam fontes de satisfação do prazer sexual — *polimorfia*. O que temos até aqui: a pulsão sexual é perversa (não se fia à função reprodutora), sem objeto preestabelecido e polimorfa (atinge várias partes do corpo). É claro, tal disposição não se dá ver somente na histeria; a infância comum a escancara: "O prazer alcançado no ato de sugar, nós o caracterizamos como *sexual*", diz Freud[25]. O que isso quer dizer? Que sugar não visa só a alimentação. É o fato de não se reduzir a uma satisfação "biológica" — no caso, saciar a fome — o que faz do sugar *sexual*, pois, mesmo saciado, o bebê continua demandando o peito.

Daí o estrondo freudiano ao proclamar que as crianças são seres sexuados desde sempre, mesmo que seus órgãos sexuais ainda não tenham atingido a função biológica para o ato sexual: "[...] todas as tendências a perversões têm raiz na infância."[26] E mais: a vida adulta não supera tal conjuntura — a sexualidade infantil continua no adulto. A maturidade dos órgãos sexuais não soterra aquela sexualidade que não se dirige à reprodução. Ou seja, as pulsões parciais que envolvem olhar, tocar, sugar, continuam em atuação — o infantil- perverso prossegue no adulto normal.

Mais uma vez, sexual não se confunde com genital: "[...] na obtenção de prazer, os genitais podem ser representados por outros órgãos, como acontece no beijo normal, nas práticas perversas de sibaritas e na sintomatologia histérica."[27] Por sinal, se a histérica desviaria uma suposta

---

[25] *Ibid.*, p. 416.
[26] *Ibid.*, p. 412.
[27] *Ibid.*, p. 430.

atividade sexual reprimida para uma satisfação na forma de sintomas como paralisia de uma perna, por exemplo — seria uma substituição —, na neurose obsessiva teríamos outro quadro: a satisfação sexual seria substituída pela intelectualização. O ato de pesquisar, por exemplo, farias as vezes de uma atividade sexual, tal como seria possível inferir da dinâmica psíquica de Leonardo da Vinci — parte-se, então, da seguinte condição: "[...] os componentes da pulsão sexual se caracterizam por essa faculdade de sublimação, de permutar o fim sexual por outro mais distante e de maior valor social."[28] Isto é, o fim sexual da libido pode ser transmutado ou sublimado em atividades intelectuais, o que seria escancarado na neurose obsessiva.

Resumindo, o sexo em Freud é perverso, polimorfo e infantil; a libido é sexual e participa da sublimação, dos pensamentos obsessivos, dos sintomas histéricos... As pulsões nunca são unificadas, permitindo que as diferentes pulsões parciais continuem circulando, catexizando diferentes partes do corpo e as mais diversas atividades... Afinal de contas, onde está o sexo, se ele parece estar em todo lugar? É como se houvesse uma dispersão conceitual. Deduziríamos disso se tratar de uma imperícia teórica freudiana? Não, é que o sexo não é definitivamente capturável ou circunscrito. O problema é o estatuto do nosso objeto. Não conseguimos falar "o sexo é isso"! — imbróglio ontológico.

Atribuir conteúdos ao sexo, dizer sexo é isto ou aquilo é imaginarizá-lo. Freud é levado a se deparar com essa

---

[28]FREUD, S. (1910). *Leonardo da Vinci e uma lembrança de sua infância.* In: FREUD, S. Edição Standard Brasileira das Obras Psicológicas Completas de Sigmund Freud. Vol. 11. Rio de Janeiro: Imago, 1976, p. 50.

questão porque, mesmo com conteúdos sendo revelados, mesmo com a paciente "sabendo" (e lhe sendo dito) de sua carência sexual e por onde resolvê-la, como verificamos em *Sobre psicanálise "selvagem"*, os sintomas continuam. A decifração e revelação do suposto sentido sexual por trás dos sintomas não os dissipavam — a tática clínica de produzir sentido do que seria "sexo" só nos desvia do sexo.

A NÃO-RELAÇÃO SEXUAL ENQUANTO PRINCÍPIO

Há uma passagem epistemológica. Do sexo enquanto conteúdo recalcado que, desvelado, "curaria" o sujeito para o tratamento do sexo em sua instabilidade ontológica, como um problema epistemológico. Imputar conteúdos positivos ao sexo, qualquer que seja, indefere seu caráter negativo — não negativo enquanto ausente, mas como presença, uma falta presente — que, por sua vez, não se torna uma substância.

Como forma de exemplificar essa espécie de negatividade, Alenka Zupančič[29] traz uma piada: "Um cara entra em um restaurante e pede ao garçom: Café sem creme, por favor. O garçom responde: me desculpe, senhor, não temos creme. Pode ser café sem leite?" Não se trata só de café, mas de café com uma falta — falta esta que não assume a condição de ser, de algo que "é".

Do sexo, como coextensivo do inconsciente, não se sabe. Mas não é que falta uma informação sobre ele; o que acontece é que o conhecimento em terreno sexual é limitado e comporta uma fenda, um não saber. Neste sentido, Joan

---

[29]ZUPANČIČ, A. (2012). Sexual difference and ontology. *E-flux journal* # 32, 2012, p. 9.

Copjec afirma: "Dizer que o sujeito é sexuado é dizer que não é mais possível ter qualquer conhecimento acerca dele ou dela. Sexo não tem outra função senão limitar a razão, remover o sujeito do campo da experiência possível ou do conhecimento puro."[30]

Limitar a razão; há um não saber sobre o sexo. Daí ser crucial destacar: o não saber é um tipo de saber; é um saber inconsciente, que é bem diferente do não sabido.

O sexo, correspondente ao não saber inconsciente, não é um ser enquanto ser; nem um não-ser substancializado. O sexo é quebra; é algo antagônico ao ser e que, paradoxalmente, faz parte dele: ontologia negativa. Zupančič dá o desfecho: "O inconsciente é a forma mesma da existência de uma ontologia negativa pertencente ao sexo."[31] É nessa linha que inconsciente, sexo e saber se ligam.

Ao entrarmos na linguagem, a necessidade é desnaturalizada — não somos regidos pelos períodos de cio, como no mundo animal. Demanda é demanda de amor e reconhecimento; nesse processo, um resto é produzido, o desejo — que não é prazer, não é resultado do escoamento da tensão acumulada; não é vontade ou querer. O desejo é inconsciente e não se fixa em um objeto; desejo é conflito, e é isso que o torna sexual. Lacan diz no seminário 11: "A realidade do inconsciente é a realidade sexual."[32] Sexo está ao lado das formações do inconsciente, não podendo

---

[30]COPJEC, J. *Read my desire – Lacan against the historicists*. Cambridge MA/ Londres: MIT Press, 1994, p. 207.
[31]ZUPANČIČ, A. *What is sex?* Short Circuits series. Cambridge; London: The MIT Press, 2017, p. 16.
[32]LACAN, J. (1964) *O seminário, livro 11 – os quatro conceitos fundamentais da psicanálise*. Rio de Janeiro, Jorge Zahar Ed, 1998, p. 143.

ser circunscrito em manifestações positivas. O domínio do sexo seria, então, o de fenômenos negativos como lapsos ou sintomas — interrupções que apontam para a descontinuidade, impondo a desordem e o desvirtuamento da cadeia causal mantida em tempo cronológico, inclusive; tal como sustenta Copjec[33], recorrendo ao caso Emma.

Num primeiro momento, quando tinha 8 anos, o vendedor de uma loja, rindo, abordou-a tocando seus genitais. Tal cena, contudo, não se configurou para ela como invasão ou abuso sexual naquele momento; somente anos depois, ao entrar sozinha numa loja de roupas, Emma saiu de lá correndo assustada ao ver dois vendedores rindo, pensando que zombavam de seu vestido. Esse segundo incidente atualiza a cena anterior, trazendo seu caráter sexual para frente, como se fosse a primeira vez. A origem do sexual se dá, então, em duas fases: na primeira, o sexo está fora da experiência; na segunda, por sua vez, está ausente da ação que o provocaria. O sexo tem dimensão de enigma, como uma função de suspensão do sentido. No caso de Emma, se dá a ver nas produções de seus sintomas — como não entrar sozinha em lojas.

O sexo, na visão de Copjec[34], tem uma relação muito específica com o tempo. No anacronismo de Emma, o passado é infectado pelo presente deslocado — introduzindo hoje uma sexualidade muito cedo para ser experimentada na ocasião —, assim como o presente parece ser contaminado pelo passado também fora de lugar. Isso faz com que

---

[33] COPJEC, J. *The sexual compact, Angelaki: journal of theoretical humanities*, Nova York/Londres: Routledge — Taylor &Francis Group. vol. 17, n. 2, jun. 2012.
[34] *Ibid.*

Emma se lembre do que ainda não aconteceu como se já tivesse acontecido — é nessa experiência temporal que se dá o despontar do sexo. Isso é importante para irmos contra uma visão desenvolvimentista — primeiro, as crianças são assexuadas, e só depois se sexualizam. O ponto é que não se demarca precisamente quando se dá o nascer do sexo. Não se localiza no tempo, em âmbito cronológico, no discurso ou pontualmente em que ato.

Para que haja sexo, é preciso uma operação. O corpo em *O banquete* de Platão não é um corpo sexuado. A androginia é o princípio primordial. Sexo se aproxima do latim *secare*, cortar. Neste sentido, o andrógino não tem sexo, ele foi cortado ao meio e os dois seres apartados se "sexuaram", diferentemente. O corte, enquanto efeito de linguagem, eleva o ser da natureza ao sujeito do inconsciente — se agora vertido à ilusão de completude mítica, pende à restituição do Um totalizado, mas que só existe na fantasia. O corte produz a ideia de ter existido o Um, a ser restabelecido, em vão: não há um mais um, dois, que juntos recomporiam o Um. A operação que produz o sexo é o corte, fazendo de cada um dos lados esferas inconciliáveis.

Para entendermos "sexo", devemos abrir mão do princípio que comanda o modelo da reprodução dos sexos[35], que prevê um ser essencializado em contato com outro ser essencializado, simetricamente opostos e que, reunidos,

---

[35] "Os senhores comentem o erro de confundir sexualidade com reprodução, o que lhes barra o caminho para o entendimento de sexualidade [...]" FREUD, S. (1917). *A vida sexual humana*. In: FREUD, S. Obras completas, volume 13. Tradução de Paulo C. de Souza. São Paulo: Companhia das Letras, 2014, p. 413.

entrariam em relação. Logo, sexo não aponta para uma relação, mas para uma não-relação, não unificação harmônica — o aforismo aqui é "não há relação sexual", rigorosamente desenvolvido por Lacan no início dos anos 1970.

Só há sexo porque não há relação. Essa não-relação pode ser encarada como ausência de relação — o desencontro eterno entre os amantes, homens são de marte, mulheres de Vênus etc., ou seja, como uma relação predicativa antagônica. Mas também pode ser tratada de outras formas: uma delas é inserindo um traço entre seus termos, "não-relação", ontologicamente, mas negativo, como sustenta Zupančič. Mesmo raciocínio de antes: a não-relação não é um ser; é uma ontologia negativa — ela existe enquanto não existe; ou existe enquanto inexistente[36]. Haveria uma mudança de princípio, segundo Žižek, "do princípio ontológico da não contradição para o princípio de que não há relação sexual"[37].

A inescapável não-relação, se equacionada à ideia de obstáculo, seria, por outro lado, o que justamente propicia que diferentes laços entre os sujeitos sejam possíveis — a não-relação permite a liberdade. Caso contrário, viveríamos eternamente presos ao ideal de complementaridade

---

[36] "É fácil perceber como essa passagem de "não existe relação sexual" para "*existe* uma não-relação" evoca uma passagem kantiana para o juízo negativo do infinito: "ele não está morto" não é o mesmo que "ele está não-morto", assim como "não existe relação" não é o mesmo que "existe uma não-relação. A importância dessa passagem, com respeito à diferença sexual, é que, se pararmos em "não existe relação" como nosso horizonte decisivo, nós continuamos no espaço tradicional da eterna luta entre os dois sexos" ŽIŽEK, S. *Menos que nada: Hegel e a sombra do materialismo dialético*. São Paulo: Boitempo, 2013, p. 485.

[37] *Ibid.*

— concomitante no ato sexual genital —, a um panorama que nos confinaria a um modelo preestabelecido. Lacan afirma no seminário 18:

> [...] as pessoas sérias, às quais são propostas essas soluções elegantes que consistiriam na domesticação do falo, pois bem, o curioso é que elas se recusam em aceitá-las. E por que, se não para preservar a chamada liberdade, na medida em que ela é precisamente idêntica à inexistência da relação sexual?[38]

Neste sentido, a relação sexual como inexistente é o que viabiliza a pluralidade de formas de relacionamento, que o antagonismo se mantenha, que o sexo continue em vigência, a pulsão em seu caráter parcial, sem objeto ou meta prefixados. Uma liberdade coextensiva ao acesso ao universo fálico.

Em outra chave, a não-relação coextensiva ao sexo comporta uma ontologia negativa — não há uma realidade ontológica que permita dizer que o sexo é isso ou aquilo, mas sim uma contradição inerente à realidade sexual; é o tropeço da realidade, resistente à substancialização ou captura — se o sexo se revela, se mostra enquanto não delineável. Temos um impasse aplicável ao registro do real, para Zupančič — fora do simbólico, mas não sem ele. Não à toa, Lacan recorre à lógica que avança a aristotélica na tentativa de formalizar o impasse, a não-relação deflagrada entre os lados de suas fórmulas da sexuação.

---

[38]LACAN, J. (1971) *O seminário, livro 18 — de um discurso que não fosse semblante*. Rio de Janeiro: Jorge Zahar Ed, 2009 p. 69.

Zupančič descreve o real como uma entidade colateral ao registro simbólico, e que só é discernível enquanto efeito disruptivo desse campo, e que se dá a ver nas formações do inconsciente e sua dinâmica própria.

O real mancha a pureza do simbólico e é marca do sexo:

> A sexualidade (como o Real) não é algo que existe "além" do simbólico; ela "existe" somente como o encurvamento do espaço simbólico que surge por conta de algo adicional produzido com o gesto significante. Isso, e nada mais, é como a sexualidade é o Real.[39]

Contudo, sexo não deve ser associado ao real em sentido ontológico do tipo "o real é..." O real não é um ser, mas seu impasse no ser, seu ponto de impossível; é inseparável do ser, mas não é um ser. Logo, Zupančič considera que tal categoria também não deve ser tomada por si só, mas sim, sob o efeito da relação que estabelece com os outros registros: o real "curvaria" o simbólico, desvirtuando sua operacionalidade binária — significante/significado, sincronia/diacronia, por exemplo —, abrindo as portas para outro modo de funcionamento, talvez a ser retratado pela engrenagem da garrafa de Klein.

O sexo enquanto não-relação ontologicamente negativa corre em paralelo com a ligação nada óbvia entre simbólico e real. O real só existe enquanto contradição interna no simbólico, e é dessa estrutura, desse vínculo nada evidente

---

[39] ZUPANČIČ, A. (2012). Sexual difference and ontology. *E-flux journal* # 32, 2012, p.5, tradução nossa.

entre esses dois registros, que brota o sexo; ou o sexo é nome desse acidente.

Qual elemento teórico atestaria essa conjuntura? S(A̶); elemento heterogêneo à ordem simbólica e que, ao mesmo tempo, pertence a ela. A emergência dessa estrutura coincide com a não emergência de um significante, ao passo que há um significante dessa falta de significante. Não é que falta o significante do sexo, mas que o sexo é a consequência da falta de um significante, dessa lacuna — lacuna essa, por sua vez, que não é um ser; em sua inconsistência se desvela "o sexual como o conceito de um impasse ontológico radical"[40]. Essa trama causa um distúrbio, deixando um traço particular, gozo. O sexo é efeito de uma hiância antagônica ao ser, real com simbólico, e que tem o gozo como produto.

CONCLUSÃO

O efeito do significante faz com que o sujeito seja retirado da natureza animal; daí a pulsão sexual transpassar o modelo da reprodução sexual, que prescreve uma determinada escolha de objeto (ser do outro sexo) e uma atividade específica como alvo (prática sexual genital). A pulsão é parcial — perversa, polimorfa e infantil — e se estende não unificada, insuperavelmente, à vida adulta de todos nós, e é justamente tal não unificação o que nos torna "sexuais". A entrada na linguagem nos retira do âmbito da necessidade, para além do princípio do prazer, e inaugura o campo do desejo e do gozo — simbólico com real.

---

[40]Zupančič, A. (2008) Sexualidade e ontologia. *Rev. Estud. Lacan.*, vol.1, no.2, p. 11.

Então, temos de nos reposicionar frente ao modelo que se fundamenta imaginariamente, como o da reprodução das espécies, no ideal de complementaridade ou proporção entre um e outro, e que prevê uma relação restrita. Vamos na direção de uma não-relação quando se fala em sexo, que paradoxalmente é o que nos faz livres e permite que existam diversas manifestações da sexualidade e laços de amor, vínculos, práticas, objetos e atividades: é porque não há relação que o sexo pode se apresentar como sublimação e sintoma, inclusive — senão, o sexo seria circunscritível e aleatoriamente restrito a uma ação particular, sem o desvirtuamento do inconsciente.

Assim, o sexo, enquanto não-relação, está em todo lugar e em lugar nenhum. Por quê? Porque ele não tem espaço privativo e como tal, não pode ser definido ontologicamente — só se pode dizer que ele não é, sem que este "não é" se torne uma substância. Então, o sexo enquanto não-relação admite um impasse ontológico, e que Lacan tentou formalizar com a sua teoria da sexuação que perturba o princípio da não contradição. Por sinal, a teoria da sexuação lacaniana foi desenvolvida tomando o *Mouvement de libération des femmes* como interlocutor, tal como acompanhamos no seminário 20 e no texto *O aturdito* de Lacan; também não foi à toa que esses trabalhos de Copjec e Zupančič tenham sido incitados — ou convocados — pelas provocações do gênero.

SOBRE OS AUTORES

BEATRIZ SANTOS

Possui graduação em Psicologia pela Universidade de Brasília (2000) e mestrado (2003) e doutorado (2010) pela Université Paris Diderot — Paris VII, onde dá aula no departamento de Estudos Psicanalíticos desde 2016. Fez pós-doutorado na Université Paris Diderot — Paris VII (2012) e na Radboud University (2014). É co-editora darevista Recherches en Psychanalyse e da Revista Lacuna, também é membro do conselho editorial da Aller Editora. Exerce a psicanálise em Paris.

CARLA RODRIGUES

Professora da cadeira de Ética no Departamento de Filosofia da UFRJ desde 2013, pesquisadora do Programa de Pós-Graduação em Filosofia (IFCS/UFRJ), onde vem se dedicando ao estudo do pensamento da filósofa Judith Butler. Doutora e mestre em Filosofia pela PUC-Rio, realizou pesquisa de pós-doutorado no Instituto de Estudos da Linguagem/Unicamp (2013).

CHRISTIAN INGO LENZ DUNKER

Psicanalista, Professor Titular do Instituto de Psicologia da USP (2014) junto ao Departamento de Psicologia Clínica. Obteve o título de Livre Docente em Psicologia Clínica (2006) após realizar seu Pós-Doutorado na Manchester Metropolitan University (2003). Possui graduação em Psicologia (1989), mestrado em Psicologia Experimental (1991) e doutorado em Psicologia Experimental (1996) pela Universidade de São Paulo. Atualmente é Analista Membro de Escola (A.M.E.) do Fórum do Campo Lacaniano. Coordena, ao lado de Vladimir Safatle e Nelson da Silva Jr. o Laboratório de Teoria Social, Filosofia e Psicanálise da USP.

PATRICIA GHEROVICI

É psicanalista, licenciada em Psicologia pela Universidade de Buenos Aires, doutora em Filosofia co-fundadora e diretora do Philadelphia Lacan Group and Associate Faculty, Psychoanalytic Studies Minor, Universidade da Pensilvania (SYS). Membro honorário do Institute for Psychoanalytic Training and Research in New York City, membro fundador do Das Unbehagen, membro do Aprés-coup Psychoanalytic Association New York e da International Society of Psychoanalysis and Philosophy.

PATRICIA PORCHAT

Professora do curso de Psicologia da Universidade Estadual Paulista Júlio de Mesquita Filho (UNESP/Bauru) e do Programa de Pós-Graduação em Educação

Sexual (Mestrado Profissionalizante) da UNESP/
Araraquara. Pós-doutorado (em andamento) na Université
Paris Diderot (Paris 7). Graduação em Psicologia pela
Pontifícia Universidade Católica de São Paulo (1987),
mestrado em Psicologia pelo Instituto de Psicologia
da Universidade de São Paulo (2001) e doutorado em
Psicologia Clínica também pelo IPUSP (2007).

PEDRO AMBRA

Mestre e doutor em Psicologia Social pelo Instituto de
Psicologia da Universidade de São Paulo em Psychanalyse
et Psychopathologie pela Université Paris Diderot.
É professor titular do Mestrado em Psicossomática
da Universidade Ibirapuera, membro da Société
Internationale Psychanalyse et Philosophie e pesquisador
do Latesfip-USP.

RAFAEL KALAF COSSI

Possui graduação em Psicologia pela Universidade de São
Paulo (2000), títulos de especialista pelo curso "Teorias,
técnicas e estratégias especiais em psicanálise" do Instituto
de Psicologia-USP (2002), de mestre (2010) e doutor
(2017) pelo Departamento de Psicologia Clínica — USP.
É membro do grupo de pesquisa do Laboratório de Teoria
Social, Filosofia e Psicanálise (LATESFIP-USP).

VLADIMIR SAFATLE

Possui graduação em filosofia pela Universidade de São
Paulo (1994), graduação em Comunicação social pela

Escola Superior de Propaganda e Marketing (1994), mestrado em Filosofia pela Universidade de São Paulo (1997) e doutorado em Lieux et transformations de la philosophie — Université de Paris VIII (2002). Atualmente é Professor Livre Docente do departamento de filosofia da Universidade de São Paulo. É um dos coordenadores da International Society of Psychoanalysis and Philosophy, do Laboratório de Pesquisa em Teoria Social, Filosofia e Psicanálise (Latesfip) e presidente da Comissão de Cooperação Internacional (CCint) da FFLCH-USP desde 2012.

Este livro foi impresso em junho de 2019
pela Bartira para Aller Editora.
A fonte usada no miolo é Caslon corpo 11,5.
O papel do miolo é polen 80g g/m².